AF318943

Bibliothèque nationale de France

Direction des collections

Département Sciences et Techniques

Bibliothèque nationale de France – Paris

Direction des Collections

A l'exception des reproductions effectuées pour l'usage privé du copiste, les œuvres protégées par le code de la propriété intellectuelle ne peuvent être reproduites sans autorisation de l'auteur ou de ses ayants droit.

Dans l'intérêt de la recherche les utilisateurs de la présente microforme sont priés de signaler au département de la Bibliothèque nationale de France qu'ils entreprendraient et publieraient à l'aide de ce document.

RAPPORTS ANATOMIQUES ET PATHOLOGIQUES

ENTRE

LES SINUS DE LA FACE

ET

L'APPAREIL ORBITO-OCULAIRE

PAR

Le Dr Georges STANCULEANU

ANCIEN INTERNE DES HÔPITAUX DE PARIS

PARIS

G. STEINHEIL, ÉDITEUR

2, RUE CASIMIR-DELAVIGNE, 2

—

1902

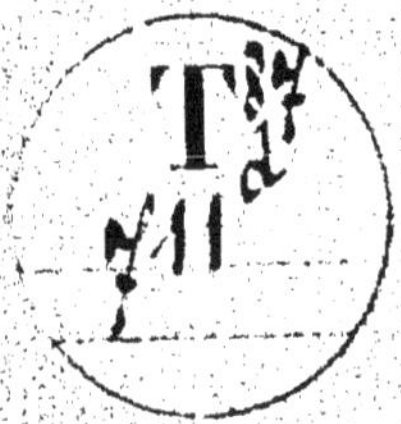
T
711

RAPPORTS ANATOMIQUES ET PATHOLOGIQUES

ENTRE LES SINUS DE LA FACE

ET L'APPAREIL ORBITO-OCULAIRE

DU MÊME AUTEUR

Recherches sur le développement des voies lacrymales, *Bull. Soc. Biol.*, 3 mars 1900, et *Archives d'Opht.*, mars 1900.

Etat de la glande lacrymale dans le larmoiement chronique (en collab. avec A. Thécouam, *Bull. Soc. Biol.*, 19 novembre 1898, et *Archives d'Opht.*, décembre 1898.

Dilatations des voies lacrymales chez les nouveau-nés, *Bull. Soc. Anat.*, février 1902.

Bactériologie des Empyèmes des sinus de la face (en collab. avec F. Bacp), *Bull. Soc. Biol.*, 7 avril 1900, *Archives de Lar.*, mai 1900, *Archives des Sciences Médicales*, mai-juillet 1900. *XIII° Congrès international de Médecine*, 5 août 1900.

Étude anatomique des groupes cellulaires postérieurs de la mastoïde (en collab. avec Depoutre), Mémoire in *Bull. Soc. Anat.*, mai 1901.

Étude anatomique et pathologique des groupes cellulaires postérieurs de la mastoïde (en collab. avec Depoutre), *Ann. des mal. de l'oreille et du lar.*, 6 octobre 1901.

Une nouvelle cause de mort dans les mastoïdites (en collab. avec Depoutre), *Presse Médicale*, 27 juillet 1901.

Septicémie d'origine otitique sans thrombo-phlébite des sinus de la dure-mère (en collab. avec F. Bacp), *Progrès Médical*, 26 août 1899 et in thèse Roy.

Le Colibacille dans les suppurations auriculaires et leurs complications (en collab. avec F. Bacp), *Bull. Soc. Biol.*, 17 février 1900, et *Progrès Médical*, 3 mars 1900.

Contribution à l'étude des relations de la confusion mentale avec les maladies infectieuses (en collab. avec F. Bacp), *Progrès Médical*, 23 septembre 1899.

Tumeurs de l'orbite (Kyste hydatique de l'orbite, Sarcome du nerf optique). *Bull. Soc. Anat.*, juin 1900.

Gliomes rétiniens guéris avec présentation d'instrument servant à l'énucléation, *Bull. Soc. Anat.*, février 1902.

Contribution à l'étude des lésions du nerf optique déterminées par les néoplasies intracraniennes (en collab. avec Rochon-Duvigneaud), *Archives d'Opht.*, octobre 1898.

Méningite cérébro-spinale consécutive à une otite à pneumocoques (en collab. avec Nattan-Larrier), *Progrès Médical*, 7 septembre 1901.

Temporal de méningite cérébro-spinale, suite d'otite suppurée (en collab. avec Minet), *Bull. Soc. Anat.*, février 1902.

Sur quelques formes d'infection à point de départ auriculaire (en collab. avec F. Bacp), *Congrès international de médecine*, Paris, 1900, *Section d'Otologie*, 7 août 1900.

Sur deux cas de paralysie de l'oblique supérieur après cure radicale de la sinusite frontale, *Archives d'Opht.*, janvier 1902.

Sinus frontaux doubles, *Bull. Soc. Anat.*, février 1902.

Des rapports anatomiques entre les sinus de la face et l'appareil orbito-oculaire, *Archives d'Opht.*, février 1902.

RAPPORTS ANATOMIQUES ET PATHOLOGIQUES

ENTRE

LES SINUS DE LA FACE

ET

L'APPAREIL ORBITO-OCULAIRE

PAR

Le Dr Georges STANCULEANU

ANCIEN INTERNE DES HOPITAUX DE PARIS

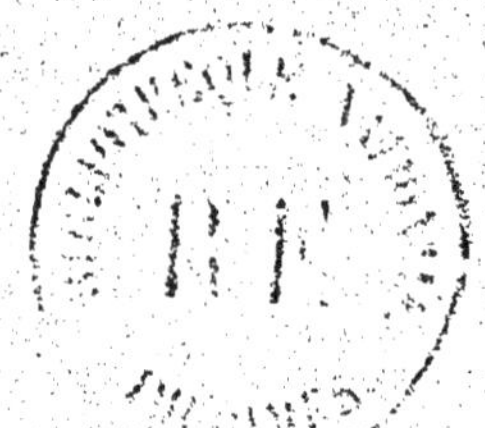

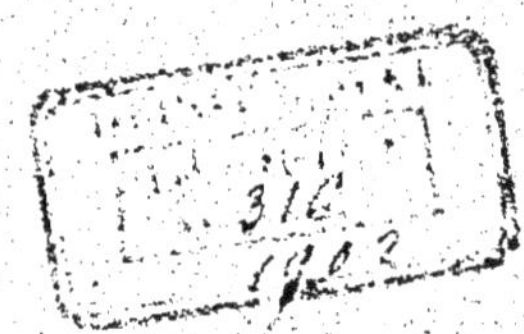

PARIS

G. STEINHEIL, ÉDITEUR

2, RUE CASIMIR-DELAVIGNE, 2

1902

Tout homme a deux patries, la sienne et puis la France !

A MON VÉNÉRÉ MAÎTRE

MONSIEUR LE PROFESSEUR Félix TERRIER

A MES MAÎTRES EN OPHTALMOLOGIE

LANDOLT, PARINAUD, PANAS, CHEVALLEREAU, DELENS, MORAX, DE LAPERSONNE, DE WECKER

A MES MAÎTRES EN OTO-RHINO-LARYNGOLOGIE

LERMOYEZ, LE MARCHADOUR, BOULAY, LUC, LUBET-BARBON, CASTEX

A MES MAÎTRES EN MÉDECINE ET CHIRURGIE GÉNÉRALES

TERRIER, HANOT, FERRAND, ANGER, GERARD-MARCHANT, VAQUEZ, KLIPPEL, BABINSKI

A MES CHERS COLLÈGUES ET AMIS

A MES EXCELLENTS AMIS

BELLIN et MARC LANDOLT

Rapports anatomiques et pathologiques

ENTRE LES

SINUS DE LA FACE ET L'APPAREIL ORBITO-OCULAIRE

CHAPITRE PREMIER

PREMIÈRE PARTIE. — ANATOMIE DES CELLULES ETHMOÏDALES

I. — Description morphologique.

DÉVELOPPEMENT

Vers la fin du deuxième mois de la vie fœtale on voit apparaître sur la partie latérale de la capsule nasale deux saillies cartilagineuses : la supérieure est la première ébauche de l'ethmoïde, l'inférieure formera le cornet inférieur.

La première nous intéresse plus particulièrement. Vers le cinquième mois, elle se creuse de sillons, chaque sillon ayant une branche ascendante antérieure et une branche descendante postérieure, limitées par des bourrelets formant les cornets rudimentaires. Ces bourrelets sont, en allant d'avant en arrière : l'apophyse unciforme, la bulle ethmoïdale, le cornet moyen classique (cornet ethmoïdal inférieur de Zuckerkandl), le cornet supérieur des classiques (cornet ethmoïdal moyen de Zuckerkandl), enfin le quatrième cornet (cornet de Morgagni ou de Santorini), cornet ethmoïdal supérieur de Zuckerkandl. Ils délimitent entre eux des méats ethmoïdaux ; on en distingue un premier entre l'unciforme et la bulle ethmoïdale qui, par sa partie supérieure, formera le sinus frontal, et par sa partie infé-

<hr>

(1) Nous sommes heureux de remercier ceux qui nous ont aidé dans la composition de ce travail. *Pour la partie anatomique :* M. Rieffel, chef de travaux anatomiques à la Faculté, qui nous a accueilli dans son laboratoire ; nos amis, Angel, qui a fait pour nous de nombreuses dissections ; Morange, pour les dessins de deux préparations, et surtout notre distingué et dévoué ami Marc Landolt qui a dessiné avec son talent habituel les autres figures, c'est-à-dire presque toutes. *Pour la pathologie sinusale,* nous nous sommes inspirés des leçons de notre savant maître, M. Lermoyez, et nous avons été aidé dans un certain nombre d'opérations par notre excellent collègue Bellin.

rieure le sinus maxillaire; un second méat est délimité par la
bulle en avant et par le cornet moyen en arrière; un troisième
entre la bulle et le cornet moyen; le dernier enfin entre le cornet
supérieur et le quatrième cornet. Les cornets se soudant entre
eux forment des culs-de-sac, origine des cellules ethmoïdales.

Quant aux autres sinus, ce ne sont que des cellules ethmoï-

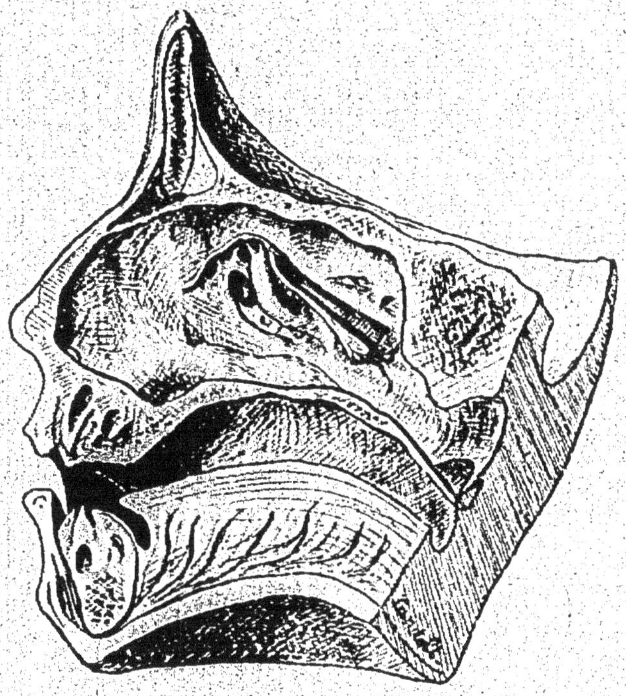

Fig. 1. — Paroi externe de la fosse nasale droite d'un nouveau-né sur
laquelle on voit les cellules ethmoïdales sous forme de petites niches.
Le cornet moyen a été enlevé (M. Landolt).

dales invaginées dans le maxillaire, le frontal et le sphénoïde.

Vers le septième ou huitième mois de la vie fœtale commence
le travail d'ossification qui va substituer l'ethmoïde osseux définitif à la place de l'ethmoïde cartilagineux.

MORPHOLOGIE

Logées dans les masses latérales de l'ethmoïde, les cellules
ethmoïdales constituent, par leur réunion de chaque côté de la

cloison, un cube irrégulier percé d'ouvertures sur sa face interne. Elles continuent en dehors à la cavité orbitaire dont elles forment la paroi interne, en dedans à la moitié supérieure de la cavité nasale, et sont séparées de la cavité crânienne par une couche osseuse très mince, mais compacte et résistante; elles reposent en bas sur le maxillaire supérieur en avant, l'apophyse orbitaire du palatin et le corps du sphénoïde en arrière, et en haut sont limitées, en allant d'avant en arrière par l'os frontal, la lame criblée et la petite aile du sphénoïde.

Elles constituent le trait d'union entre les sinus frontaux, maxillaires et sphénoïdaux, et se continuent avec eux en leur envoyant des prolongements.

Ce sont des cavités bien irrégulières que l'on a souvent comparées aux alvéoles d'un nid de guêpes. Avec bien plus de justesse, en raison de leur irrégularité, de leur variabilité et de la difficulté que l'on éprouve à donner une description schématique, Zuckerkandl (1) dénomme cet ensemble cellulaire : *labyrinthe*.

Au nombre de 6 à 10 cellules, plus petites d'une façon générale à la partie antérieure de l'ethmoïde, débouchant dans la cavité nasale soit par un orifice arrondi, soit par un canal qui sert de débouché commun à plusieurs espaces pneumatiques; les cellules ethmoïdales sont tapissées par un *prolongement de la muqueuse pituitaire*. Les *artères* viennent des ethmoïdales et de la sphéno-palatine ; les *veines* se jettent dans l'ophtalmique; enfin les *nerfs* sont des branches du nasal interne et du sphéno-palatin.

L'insertion du cornet moyen sur la paroi interne de l'ethmoïde, étendue de l'angle antéro-supérieur à son angle postéro-inférieur, divise assez bien cette face en deux triangles adossés par leur hypoténuse : en avant et en bas c'est le labyrinthe ethmoïdal antérieur; en arrière et en haut, le labyrinthe ethmoïdal postérieur. Le rapport de grandeur entre les deux labyrinthes dépend donc *de l'insertion du cornet moyen.* Il n'est pas rare de voir une cellule du postérieur pousser en avant et recouvrir les cellules du labyrinthe antérieur, de même une cellule antérieure peut

(1) Zuckerkandl, *Anatomie normale et pathologique des fosses nasales et de leurs annexes pneumatiques* (trad. française, 1895).

pousser jusqu'au sphénoïde ; c'est ce qui a décidé Hajek (1) à étudier plutôt les cellules ethmoïdales d'après les méats dans lesquels elles s'ouvrent : méat moyen ou méats supérieurs (3e et 4e méats).

Par l'orbite, Ranglaret (2) a montré que le plus souvent la limite entre les deux labyrinthes était établie par une ligne qui, partant du trou orbitaire antérieur, se dirige en bas et en arrière.

A. — *Labyrinthe ethmoïdal antérieur.*

Si l'on soulève le cornet moyen, ou mieux qu'on l'enlève complètement, l'on voit deux saillies dirigées obliquement de haut en bas et d'avant en arrière : ce sont, en avant l'unciforme ; et en arrière, ayant une forme ampullaire, la bulle ethmoïdale.

L'unciforme et la bulle délimitent ensemble une gouttière : la gouttière unciformo-bullaire (gouttière de l'infundibulum des classiques, hiatus semi-lunaire de Zuckerkandl), dont le lit est formé en partie par le frontal, en partie par l'ethmoïde.

De même entre la bulle et le cornet moyen se forme une autre gouttière : la gouttière rétro-bullaire.

a) GOUTTIÈRE UNCIFORMO-BULLAIRE. — La gouttière unciformo-bullaire (gouttière de l'infundibulum, hiatus semi-lunaire) se dirige comme les deux berges qui la forment de haut en bas et d'avant en arrière. En bas elle aboutit à l'orifice du sinus maxillaire ovalaire, aplati latéralement, ayant un diamètre de 3 à 4 millimètres. En haut, elle est divisée par plusieurs replis, qui sur des nouveau-nés forment comme de petites niches. Au fur et à mesure que l'on étudie des sujets plus âgés, ces niches sont plus développées et forment des cellules ethmoïdales. On peut envisager la gouttière unciformo-bullaire comme s'évasant à sa partie supérieure pour communiquer avec les cellules ethmoïdales antérieures et le sinus frontal.

En *avant*, nous trouvons d'une façon constante une cellule logée dans la partie la plus supérieure de l'unciforme, c'est la cellule

---

(1) HAJEK, *Path. u. Therapie der entzündlichen Erkrankungen der Nebenhöhlen der Nase.* Wien, 1899.

(2) RANGLARET, *Étude sur l'Anatomie et la Pathologie des cellules ethmoïdales.* Thèse de Paris, 1895.

de l'*agger-nasi*, d'ordinaire de dimension moyenne, mais quelquefois pouvant proéminer du côté du sinus frontal. D'autres fois la gouttière peut devenir très profonde en avant, se cloisonner et entourer de toutes parts le sac lacrymal ; on appelle alors ces cellules : *cellules lacrymales*.

En *arrière*, peuvent se trouver des petites cellules, en général s'invaginant dans la bulle et s'ouvrant dans la gouttière.

En *dehors*, la gouttière finit souvent par un petit cul-de-sac, en général peu profond, mais qui quelquefois fait saillie dans le sinus frontal.

Enfin, très souvent, c'est à la partie externe de la gouttière que s'ouvre le sinus frontal.

En *dedans* : habituellement on trouve l'ouverture du sinus frontal, d'autres fois des cellules généralement peu développées empiétant du côté du sinus frontal ou du côté du cornet moyen.

On appelait autrefois *infundibulum* la plus grosse des cellules de la gouttière unciformo-bullaire qui proéminait du côté du sinus frontal. Aujourd'hui, à l'exemple de Zuckerkandl, on les appelle plutôt *bulles frontales*.

Canal naso-frontal. — Nous avons vu que le sinus frontal débouchait tantôt dans la partie profonde (externe) de la gouttière unciformo-bullaire et tantôt dans sa partie superficielle interne (médiale). Beaucoup plus rarement il s'ouvre dans la gouttière rétro-bullaire ; enfin, il peut être entouré partout des cellules ethmoïdales. Quelquefois il n'existe en ce point qu'un large orifice à grand axe antéro-postérieur ; d'autres fois nous avons un vrai canal : le canal naso-frontal.

D'après Hartmann, ce serait le développement des cellules ethmoïdales antérieures qui créerait le canal naso-frontal ; quand elles ne sont pas développées, il n'y a pas de canal nas.-frontal. Hajek (1) ramène la formation de ce canal à la mise en contact de la partie supérieure de la lamelle de la bulle ethmoïdale avec l'apophyse unciforme, lorsque cette lamelle vient surplomber et toucher l'apophyse unciforme en formant ainsi un véritable canal.

D'autres fois le canal est formé grâce à un fendillement cellu-

(1) Hajek, *loc. cit.* et Spezielles über den Ductus nasofrontalis, in *Revue de Moure*, 11 mai 1901, p. 558.

laire du prolongement du cornet moyen recouvrant la gouttière unciformo-bullaire. Enfin, le cornet moyen osseux, dans quelques cas, forme la limite postérieure du canal naso-frontal, et se comporte comme la lamelle de la bulle dans les autres cas; c'est un exemple de la production d'un véritable conduit naso-frontal, sans la participation des cellules ethmoïdales antérieures.

Le canal naso-frontal a, ordinairement, une longueur de 2 centimètres, un diamètre transversal de 3 ou 4 millimètres; aplati transversalement, il se dirige de haut en bas, de dehors en dedans et d'avant en arrière. Son cathétérisme, imaginé en 1887 par Jurasz, qui eut beaucoup de vogue à ce moment, semble actuellement un peu délaissé.

La direction du canal naso-frontal continue celle de la gouttière unciformo-bullaire, de telle façon que le pus venant du sinus frontal chemine le long de la gouttière et va infecter le sinus maxillaire, produisant ainsi fatalement le complexus morbide : sinusite fronto-maxillaire; une sinusite chronique frontale pure est chose absolument rare.

b) GOUTTIÈRE RÉTRO-BULLAIRE. — Comprise entre le bord postérieur de la bulle ethmoïdale et le cornet moyen, donne accès à 2 ou 3 cellules logées dans la bulle. Ces cellules font saillie en bas et en avant du côté de la fosse nasale et se prolongent en haut, le long de la paroi postérieure du sinus frontal.

Plus rarement des cellules du labyrinthe postérieur débouchent dans la gouttière de la bulle.

Le *sinus frontal* peut s'ouvrir dans la gouttière rétro-bullaire.

Sur 40 ethmoïdes nous avons trouvé trois fois la disposition suivante : les *cellules ethmoïdales étaient ouvertes du côté du sinus frontal*, qui débouchait normalement dans la gouttière unciformo-bullaire.

c) RAPPORTS DU LABYRINTHE ETHMOÏDAL ANTÉRIEUR AVEC LE SINUS FRONTAL. — Zuckerkandl a montré que les cellules ethmoïdales peuvent envahir le sinus frontal de la façon suivante :

1° La *bulle ethmoïdale* remonte le long de la paroi postérieure ;

2° *L'extrémité dilatée d'un hiatus* fermé en avant s'avance en forme de bulle vers le sinus;

3° *La partie antérieure de l'unciforme et de l'agger-nasi* peuvent contenir une cavité pneumatique s'avançant et étranglant le sinus frontal.

Les dimensions de ces cellules ethmoïdales sont variables ; quelquefois ce sont des petites saillies qui rendent le plancher irrégulier, d'autres fois elles s'adossent au sinus frontal qu'elles étranglent, constituant comme des canons de fusil adossés.

C'est ce que certains auteurs appellent *sinus frontaux doubles* ; au fond cela a peu d'importance, étant donnée l'origine ethmoïdale des cavités pneumatiques de la face.

B. — *Labyrinthe ethmoïdal postérieur.*

La limite entre les deux labyrinthes ethmoïdaux est formée par l'insertion du cornet moyen, et comme cette insertion est variable, les rapports de grandeur entre les deux labyrinthes sont aussi variables : quelquefois le labyrinthe postérieur surplombe la gouttière unciformo-bullaire, d'autres fois il est réduit à un petit espace.

En somme, on décrit sous le nom de *labyrinthe ethmoïdal postérieur* les cellules ethmoïdales qui s'ouvrent *au-dessus du deuxième cornet*. Le troisième cornet les subdivise encore en cellules s'ouvrant dans le troisième et quatrième méat.

Dans le *troisième méat*, on distingue, en génér... trois ou quatre cellules plus développées que celles du labyrinthe antérieur ; leur disposition est très variable : en schématisant un peu on pourrait décrire une supérieure et plusieurs inférieures s'étendant du côté de la bulle, de l'orbite, du sphénoïde et du maxillaire supérieur.

On constate la plupart du temps dans le *troisième méat trois orifices* de forme ovalaire : un latéral interne pour la cellule supérieure, un antérieur et un autre postérieur pour les cavités qui se développent en avant ou en arrière. Très souvent toutes les cellules du troisième méat peuvent s'ouvrir en bas par un seul grand orifice, ce qui tient à ce que la cloison de séparation manque à leur partie inférieure.

La *cellule supérieure* ayant une forme allongée transversalement est délimitée en haut par la lame criblée, en avant s'étend dans la base de la bulle et fait saillie dans le labyrinthe antérieur, en arrière elle empiète quelquefois sur la partie supérieure du sinus sphénoïdal, enlevant à ce sinus ses rapports orbitaires (nerf optique surtout) et crâniens, enfin en dedans présente des rapports avec les organes du sommet de l'orbite dans sa partie interne.

Les *cellules inférieures* se divisent en *antéro-inférieures*, empié-

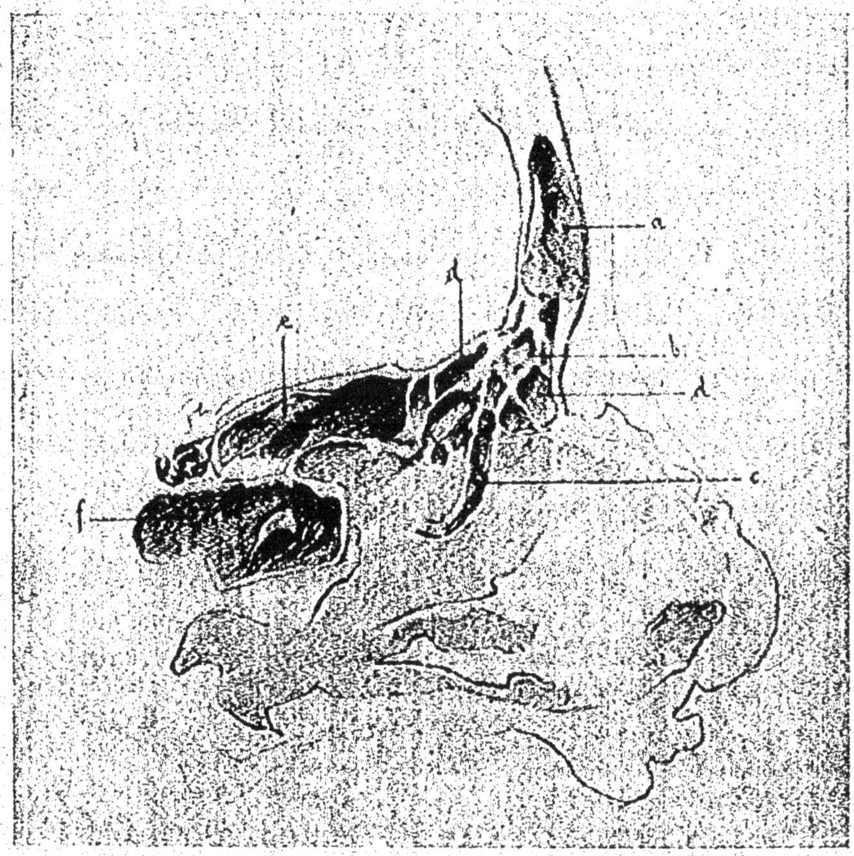

Fig. 2. — Paroi externe de la fosse nasale droite sur laquelle on a enlevé les cornets pour montrer les cellules ethmoïdales (Morange).

a. sinus frontal; b. orifice inférieur du canal naso-frontal; c. gouttière unciformo-bullaire; d. cellules du labyrinthe ethmoïdal antérieur; e. cellule unique représentant le labyrinthe ethmoïdal postérieur et empiétant sur le sinus sphénoïdal; f. sinus sphénoïdal.

tant toujours sur la bulle ethmoïdale, logées dans la partie inférieure de la bulle, et peu développées; et *postéro-inférieures*, se prolongeant du côté du sphénoïde et du sinus maxillaire.

On appelle *cellule ethmoïdo-sphénoïdale* celle qui s'étend du côté du sphénoïde ; dans certains cas, c'est la cellule supérieure, dans d'autres la postéro inférieure.

Dans la moitié des cas pour Hajek, on trouve dans le *quatrième méat* un orifice cellulaire conduisant dans une cellule plus ou moins développée, qui fait très souvent saillie du côté du sinus sphénoïdal et forme fréquemment le plancher du canal optique.

Rapport avec les sinus. — Les rapports du labyrinthe postérieur avec les sinus sphénoïdal, maxillaire et frontal sont les suivants :

1) *Sinus sphénoïdal.* — Nous avons vu plus haut les cellules ethmoïdales postérieures poussant des prolongements du côté du sinus *sphénoïdal*.

Quelquefois l'ethmoïde absorbe la cellule palatine et forme ainsi entre les sinus sphénoïdal et maxillaire une cellule tampon (expression de Sieur et Jacob (1)). Il est vrai que ce prolongement de l'ethmoïde peut s'étendre davantage du côté du sphénoïdal ou du côté du maxillaire. D'autres fois, ces sinus possèdent l'un ou l'autre le prolongement palatin. On comprend d'après ces rapports, étant donnée la concomitance presque constante des lésions purulentes de l'ethmoïde postérieur et du sphénoïde, qu'on soit embarrassé de rattacher une complication orbitaire et surtout optique à l'un ou à l'autre de ces sinus.

Pour quelques auteurs, il pourrait y avoir une communication directe entre les cellules ethmoïdales postérieures et le sinus sphénoïdal, mais presque toujours on a trouvé une cloison de séparation entre les deux (Holmes, Sieur et Jacob). Il est vrai qu'elle est toujours d'une extrême minceur.

2) *Sinus maxillaire.* — La cellule palatine, absorbée tour à tour par les trois sinus en présence, constitue le trait d'union entre les sinus ethmoïdal, maxillaire et sphénoïdal.

Le plus souvent le sinus maxillaire forme le plancher des cellules ethmoïdales postérieures sur une longueur de 2 1/2 centimètres et une largeur de 1 1/2 centimètre. Zuckerkandl cite un cas de communication directe entre les cellules ethmoïdales postérieures et le sinus maxillaire.

3) *Sinus frontal.* — Les cellules du labyrinthe postérieur, à leur tour, poussent des prolongements du côté du sinus frontal,

(1) Sieur et Jacob, *Recherches anatomiques, cliniques et opératoires sur les fosses nasales et leurs sinus.* Paris, 1901.

prolongements qui, dans le cas où ils sont bien développés, s'accolent à ce sinus et servent à propager l'infection d'une cavité à l'autre.

II. — Paroi externe des cellules ethmoïdales
(Paroi ophtalmologique).

A. — *Lame papyracée de l'ethmoïde.*

Les cellules ethmoïdales constituent la paroi interne de l'orbite, ordinairement concave d'avant en arrière et de haut en bas, mais qui, dans certains cas, peut être convexe. La lame osseuse qui les recouvre à leur partie externe du côté de l'orbite s'appelle os planum ou lame papyracée de l'ethmoïde. Elle s'articule en haut avec le frontal, en bas avec le maxillaire supérieur, en avant avec l'unguis, en arrière avec le sphénoïde, et au niveau de son angle postéro-inférieur avec l'apophyse orbitaire du palatin.

Chacun de ces os aide différemment, suivant le cas, à fermer les cellules ethmoïdales du côté de l'orbite.

Dans la suture qui unit la lame papyracée au frontal, l'on rencontre du côté de l'orbite deux orifices appelés *trous orbitaires*, antérieur et postérieur, conduisant dans des canaux d'un 1/2 millimètre de diamètre, formés par moitié d'une gouttière frontale s'appliquant sur une gouttière ethmoïdale et s'ouvrant dans la cavité cranienne. Le trou orbitaire antérieur est distant du rebord orbitaire antérieur de 20 millimètres en moyenne : le trou orbitaire postérieur, de 38 à 39 millimètres.

La lame papyracée est la paroi la plus mince de l'orbite (0,2 à 0,4 millimètres) et tellement transparente que l'on peut facilement voir à travers les cellules ethmoïdales.

Hyrtl a signalé le premier des solutions de continuité dans la lame papyracée; mais c'est Zuckerkandl qui a fait les recherches les plus importantes à ce sujet. Il cite dans son magistral ouvrage 15 cas de *déhiscence* (*loc. cit.*, p. 380) et il conclut en ces termes :

a) L'anomalie se produit le plus souvent dans la moitié gauche du corps (9 fois sur 14);

b) Les bords de la perforation sont toujours arrondis;

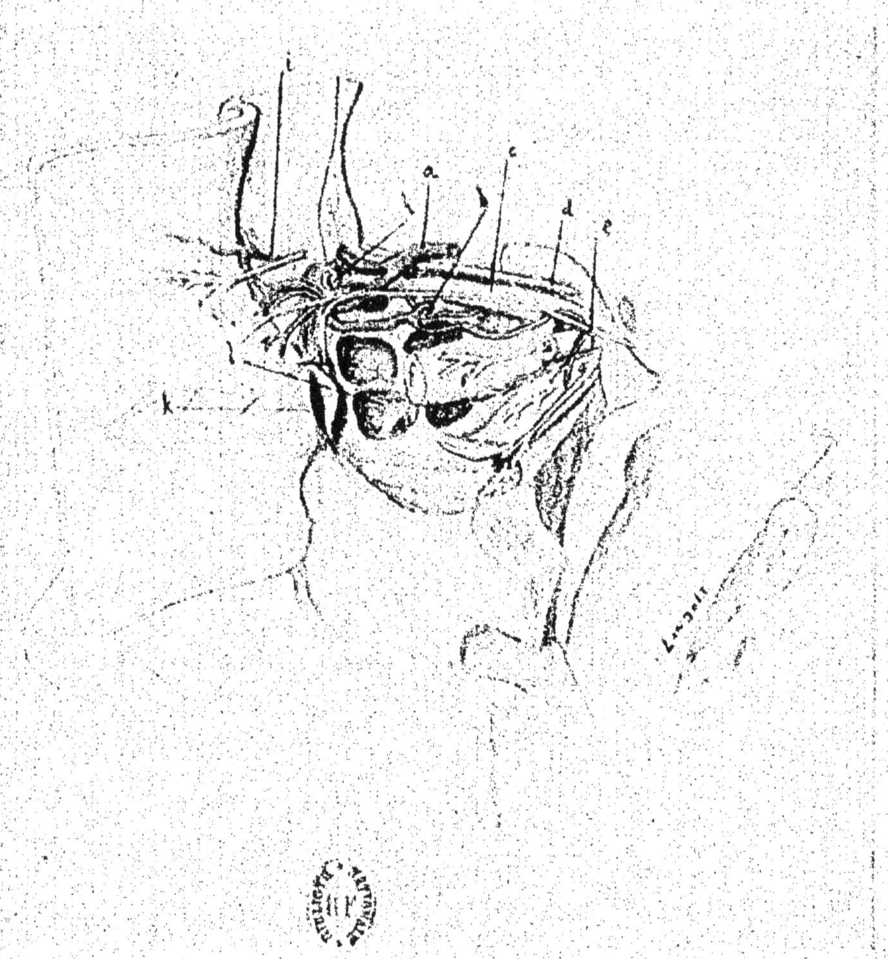

Paroi interne de l'orbite gauche montrant les rapports des organes orbitaires
avec les cellules ethmoïdales.

a, veine ophtalmique supérieure; *b*, trou ethmoïdal antérieur; *c*, muscle grand oblique; *d*, nerf frontal; *e*, nerf nasal; *f*, muscle droit interne; *g*, nerf optique; *h*, poulie de l'oblique supérieur, la portion réfléchie a été coupée au ras de la poulie; *i*, veine sous-orbitaire; *k*, sac lacrymal; *l*, cellules ethmoïdales.

c) Dans 1 cas la lame papyracée était déprimée vers les fosses nasales ;

d) Dans 2 cas il existait en outre des trous dans le plancher de l'orbite ;

e) Les cellules ethmoïdales sont toujours ouvertes, et parfois aussi les espaces pneumatiques du frontal ;

f) Il s'agit toujours, dans ces cas, d'un arrêt de développement.

Sieur et Jacob (*loc. cit.*, p. 273) ont trouvé cinq fois des déhiscences dans la lame papyracée.

B. — *Rapports avec les organes orbitaires.*

Nous devons envisager les rapports des cellules ethmoïdales avec les organes orbitaires, dans trois régions bien distinctes :

1° En arrière, vers l'anneau de Zinn, et souvent bien plus loin, quand les cellules ethmoïdales empiètent sur le sinus sphénoïdal ;

2° Vers la partie moyenne de l'orbite ;

3° En avant, vers le rebord orbitaire antérieur.

1° PARTIE POSTÉRIEURE DE L'ORBITE. — Vers la partie postérieure de l'orbite, surtout quand elles empiètent sur le sphénoïde, les cellules ethmoïdales présentent des rapports du plus grand intérêt. Il est très fréquent de voir une cellule postérieure constituer le plancher du canal optique et se mettre en rapport intime avec le *nerf optique* et l'artère ophtalmique. Plus bas elles forment la *paroi interne de la fente sphénoïdale*, et ont des rapports avec les organes qui passent par l'anneau de Zinn. Le plus en dedans de ces organes, par conséquent celui qui est le plus proche des cellules ethmoïdales postérieures, est le nerf oculomoteur commun, souvent divisé en ses deux branches ; à sa partie supéro-externe se trouve le nerf nasal, à sa partie inféro-externe, l'oculo-moteur externe. Quant à la veine ophtalmique, elle passe, soit à la partie externe de l'anneau, soit en dehors. Plus bas encore, les cellules ethmoïdales postérieures avoisinent le nerf maxillaire supérieur.

En avant de la fente sphénoïdale, les rapports sont moins intéressants, car les muscles qui prennent insertion sur le tendon de Zinn et sur le pourtour du trou optique, surtout le droit interne et le grand oblique, écartent les autres organes : nerf optique, artère ophtalmique, nerf nasal, et oculo-moteur commun de la paroi externe des cellules ethmoïdales.

2° PARTIE MOYENNE DE L'ORBITE. — Comprend la portion de beaucoup la plus longue. Le muscle grand oblique longe dans toute son étendue son bord supérieur, le droit interne sa face externe. Entre les deux, il y a un interstice dans lequel passent l'artère ophtalmique, après la réflexion sur la face supérieure du nerf optique, accompagnée du nerf nasal à son côté interne. Au point où le nasal se divise en ses deux branches (trou orbitaire antérieur), c'est le nasal externe qui devient satellite de l'artère en suivant son côté externe.

Plus en dessous encore se trouve la veine ophtalmique supérieure.

Au niveau des *trous orbitaires*, l'artère ophtalmique et le nerf nasal envoient chacun une ramification dans le conduit ethmoïdal respectif ; quant aux veines ethmoïdales, elles se déversent chacune soit isolément, soit, après s'être réunies, dans la veine ophtalmique supérieure.

Si l'on cherche à préciser, on voit pour les organes, qui cheminent dans le *conduit ethmoïdal antérieur*, que : avant d'arriver au trou orbitaire antérieur, le nerf et l'artère se trouvent dans les rapports suivants : le nerf ethmoïdal antérieur (nasal interne), d'abord postérieur, croise l'artère en passant au-dessus ; les deux organes ainsi placés cheminent sous le muscle grand oblique et arrivent ainsi au trou orbitaire antérieur. Là, le nerf passe en avant de l'artère et garde cette position dans toute la longueur du conduit.

La veine ethmoïdale antérieure dans le conduit est supérieure ; elle sort du trou à sa partie postérieure pour aller se jeter dans la veine ophtalmique, tantôt directement, tantôt après s'être réunie à la veine ethmoïdale postérieure.

Dans le *conduit ethmoïdal postérieur*, et au niveau du trou orbitaire postérieur, les organes vasculaires et nerveux affectent le plus souvent la même position ; quelquefois nous avons trouvé le nerf postérieur par rapport à l'artère. La veine était le plus souvent supérieure.

3° PARTIE ANTÉRIEURE DE L'ORBITE (rebord orbitaire). — Vers la partie antérieure de l'orbite, des rapports très intéressants, parce qu'ils ont une importance pathologique très grande, sont

ceux des cellules ethmoïdales avec le *sac lacrymal*. Couché dans
la gouttière lacrymo-nasale, formé par l'unguis et le maxillaire
supérieur, le sac lacrymal est en rapport avec les cellules ethmoïdales, surtout par sa face interne. A ce niveau, le sac adhère in-
timement au périoste, de telle façon qu'on ne peut pas le dissé-

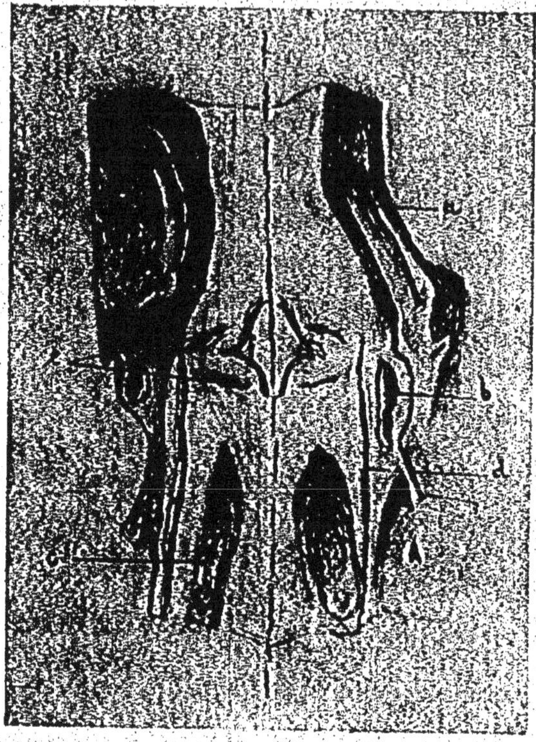

Fig. 3. — Coupe verticale faisant avec le plan sagittal un angle dièdre
de 25° ouvert en avant; son arête passe à 2 cm. en arrière de la racine
du nez (Morange).

a, sinus frontal ; *b*, cellule ethmoïdale antérieure ; *c*, sinus maxillaire; *d*, canal nasal ; *e*, canalicules lacrymaux ; *f*, angle interne de la fente palpébrale.

quer ou l'enlever. Quand les cellules ethmoïdales sont bien
développées, elles entourent le sac, présentant des rapports en
plus de la face interne avec les faces antérieure et postérieure
recouvertes : la première du tendon direct de l'orbiculaire, la
seconde du tendon réfléchi doublé du muscle de Horner. Ces
cellules ethmoïdales appartiennent au groupe qui débouche dans

la gouttière de l'unciforme; on les appelle aussi cellules lacrymales. On comprend, d'après ces rapports, la difficulté que l'on éprouve à différencier, dans quelques cas, une ethmoïdite à complication orbitaire d'une dacryocystite. Au-dessus du sac on voit un certain nombre de vaisseaux et de nerfs, que nous avons décrits à propos de la paroi orbitaire du sinus frontal, constituant le *groupe vasculo-nerveux situé en dessous du tendon réfléchi du muscle grand oblique*.

Ce groupe est formé, en les considérant de dedans en dehors, par la racine inférieure de la veine ophtalmique, l'artère nasale, le nerf nasal externe. La racine inférieure de la veine ophtalmique résulte de la confluence de la veine angulaire avec les veines du front, du nez et des paupières, perfore le septum orbital, chemine entre le grand oblique et le droit supérieur, et se réunit avec la racine supérieure pour donner naissance à la veine ophtalmique supérieure. L'artère nasale se dirige en bas et en dedans, donne des rameaux artériels au nez et au sac lacrymal, et sous le nom d'angulaire se continue à plein canal avec la faciale. Le nerf nasal externe, satellite de l'artère nasale, arrivant à 5 ou 6 millimètres derrière le rebord orbitaire, se divise en trois rameaux : supérieur pour la partie interne de la paupière supérieure, moyen pour la partie latérale du nez et inférieur pour les voies lacrymales. La poulie du muscle grand oblique est distante de 15 millimètres de l'extrémité supérieure du sac ; c'est dans cet intervalle que l'on s'engage quand l'on aborde l'ethmoïde par la voie orbitaire, et l'on aura à redouter deux écueils : soit d'intéresser la poulie du grand oblique et avoir alors la paralysie de ce muscle, ou de léser le sac lacrymal, ce qui produira du larmoiement.

DEUXIÈME PARTIE. — LES COMPLICATIONS ORBITO-OCULAIRES DE LA SINUSITE ETHMOÏDALE

I. — Étiologie. Pathogénie.

La sinusite ethmoïdale peut se rencontrer seule, ce qui est extrêmement rare; beaucoup plus fréquemment elle est associée à la suppuration d'un ou de plusieurs sinus voisins. Dans ce dernier cas les cellules ethmoïdales constituent le trait d'union qui va conduire le processus suppuratif de l'un à l'autre sinus. L'ethmoïdite accompagne quelquefois une sinusite maxillaire ; dans les sinusites sphénoïdales, l'ethmoïde postérieur est presque toujours malade ; mais le cas de beaucoup le plus commun, c'est la coexistence de la sinusite frontale avec des lésions du labyrinthe ethmoïdal antérieur. Nous allons présenter un tableau des complications orbito-oculaires de cette forme, en parlant de la sinusite frontale. Ici, nous voulons nous occuper seulement des complications orbito-oculaires de la sinusite ethmoïdale pure. Très peu nombreux sont les cas d'une ethmoïdite pure ; car il faut être absolument sûr qu'un autre sinus n'est pas malade, et la plupart des observations qu'on trouve dans les auteurs sont sujettes à caution.

Il faut remarquer combien la sinusite ethmoïdale antérieure envahissant l'orbite présente des symptômes extérieurs manifestes, tandis que les complications de l'ethmoïdite postérieure se confondent avec ceux de la sinusite sphénoïdale.

On observe des complications orbitaires surtout dans les ethmoïdites fermées plus ou moins, soit par les polypes, soit par l'infiltration de la muqueuse.

On trouve toujours une lésion osseuse, qui, suivant Hajek (1), pourrait se produire par deux mécanismes différents :

1° Il s'agirait, comme l'a démontré Kuhnt pour le sinus frontal, d'une périostite purulente provoquée par des thromboses veineuses dans les veines qui passent à travers l'os.

2° La couche profonde muco-périostale s'ulcère et l'os, privé de ses moyens de nutrition, se nécrose.

II. — Symptomatologie.

Dans quelques cas, on a affaire à des individus souffrant depuis un certain temps de névralgies péri-orbitaires, mouchant de temps en temps un peu de pus, quand brusquement ils sont

(1. HAJEK, Pathogénie et traitement de l'ethmoïdite suppurée. *Congrès international de médecine, Paris 1900, comptes rendus de la section de Rhinologie,* p. 80.

pris de frissons, céphalalgie atroce, douleur péri-orbitaire et rétro-oculaire, gonflement des paupières, exophtalmie avec déviation du globe oculaire en bas et en dehors. Ce sont des phénomènes qui indiquent le développement d'un abcès aigu de l'orbite, au début localisé dans sa région interne, mais qui, s'il n'est pas incisé, peut donner lieu à un phlegmon total avec même extension aux méninges, soit par le toit de l'orbite, soit par le foramen optique.

Beaucoup plus souvent on a un tout autre tableau. Un malade se présente à une consultation d'ophtalmologie portant au niveau de l'angle antéro-interne de l'orbite une tumeur de la grosseur d'un petit pois, tumeur qui s'est développée petit à petit, fluctuante, entourée d'un peu d'œdème et recouverte d'une peau violacée. On fait le plus souvent le diagnostic de dacryocystite. D'autres fois on se trouve en présence d'une fistule sise à l'angle supéro-interne de l'orbite.

Nous allons étudier un à un les symptômes que peuvent présenter ces malades, et nous indiquerons la façon de faire le diagnostic.

a) *Tumeur.*

Dans l'angle supéro-interne de l'orbite siège une tumeur, arrondie, bien isolée, ayant le volume d'un pois, limitée en bas par le ligament palpébral interne, ou bien l'on remarque une infiltration diffuse de toute la région. Tout autour de la tumeur il peut y avoir de l'œdème dû à la compression des riches veines de la région s'étendant du côté de la paupière supérieure, beaucoup plus rarement du côté de la paupière inférieure, présentant une couleur violacée.

A la pression, la tumeur est molle, fluctuante, facilement dépressible ou parcheminée, se vide par le nez dans le méat moyen.

Grünwald accorde une grande importance à la douleur caractéristique que l'on réveille en pressant sur l'os unguis.

b) *Fistule.*

Dans l'angle supéro-interne, plus haut qu'une fistule de dacryocystite. L'orifice de la fistule est rouge, bourgeonnant, surélevé, affectant la forme classique des fistules osseuses en cul de poule; dans quelques cas la fistule se trouve juste à l'endroit des voies lacrymales. En introduisant un stylet, on arrive sur une surface dénudée, et quelquefois on pénètre dans le nez. Si l'on a des doutes sur l'aboutissant de la fistule, l'on peut injecter des liquides colorés qui ressortent par le nez.

c) *Névralgie.*

Partant de l'angle interne de l'orbite, s'irradiant soit du même côté de la face et de la tête, soit dans la profondeur de l'orbite, rétro-oculaire.

d) *Exophtalmie.*

Signalée dans plusieurs observations (obs. de Röhmer (1), de Goris (2), de Hajek (3)).

Le plus souvent, il s'agit d'une légère saillie du globe qui en même temps se déplace en bas et en dehors, repoussé par la tumeur orbitaire.

e) *Diplopie.*

Notée dans un certain nombre de cas, mais on n'arrive pas à localiser la diplopie à tel ou tel muscle. C'est le déplacement du globe qui produit la diplopie.

f) *Troubles visuels.*

On a cité l'asthénopie, l'astigmatisme et l'hypermétropie, par compression sur le globe. Mais rarement une diminution de l'acuité visuelle avec des constatations ophtalmoscopiques; nous ne l'avons trouvé que dans quatre observations.

1° OBSERVATION DE HANSELL (4). — Son malade perdit une nuit subitement la vue. A l'examen ophtalmoscopique, un peu d'œdème de la rétine et de contracture des artères, les veines étaient normales.

(1) RÖHMER, Manifestations orbito-oculaires de la sinusite ethmoïdale. *Revue médicale de l'Est*, juillet 1895.

(2) GORIS, in *Revue de Moure*, octobre 1894.

(3) HAJEK, *Pathologie u. Therapie der entzund. erkr. der Nebenhöhlen der Nase*, p. 217.

(4) HANSELL, in *Revue de Moure*, 1896.

Quelque temps après, l'opacité du corps vitré, qui était assez marquée au début, diminua peu à peu et permit de voir plus nettement le fond de l'œil et de constater l'œdème de la rétine, mais il n'y avait aucune exsudation au niveau de l'entrée du nerf optique.

2° OBSERVATION DE RÖMMER. — Chez un malade atteint d'ethmoïdite chronique, avec légère exophtalmie et déplacement mécanique externe de l'œil gauche, survient subitement de l'amblyopie, en même temps que des phénomènes aigus d'abcès orbitaire. Après incision et curetage de l'ethmoïde, qui est transformé en une vaste cavité se prolongeant d'avant en arrière vers la base du crâne, tous les phénomènes cessent. L'acuité visuelle remonte en peu de temps pour arriver deux mois après = 0,8.

3° OBSERVATION DE VIEUSSE (1). — Il s'agissait d'un homme de 34 ans, dont les premiers symptômes d'ethmoïdite avaient débuté 3 mois auparavant. Au moment où il alla consulter le Dr Vieusse, il présentait, au niveau du grand angle de l'œil, une tumeur diffuse qui faisait saillie entre les paupières et projetait le globe de l'œil au dehors et en bas, en même temps cet organe sortait en avant. Les mouvements du globe étaient conservés, mais le malade accusait de la diplopie. A l'examen ophtalmoscopique on constatait une papille légèrement floue, sans aucun signe d'atrophie ou de névrite. Les artères légèrement diminuées de calibre, les veines flexueuses et dilatées. L'acuité visuelle était égale au 1,5 de l'acuité normale. Après curetage de l'ethmoïde par la voie nasale, pratiqué par le Dr Crauzillac, en même temps que les phénomènes d'ethmoïdite guérissaient, les troubles oculaires disparurent. « Tous les mouvements de l'œil s'exécutent facilement, la papille se détache nettement sur le fond de l'œil, les vaisseaux sont normaux, l'acuité visuelle est égale à 1. »

4° OBSERVATION DE HAJEK. — Une ethmoïdite aiguë avait débuté par un frisson violent et par des douleurs dans l'œil gauche. Les paupières étaient gonflées et rouges ; au niveau de la paupière inférieure, la pression, en un point déterminé, est douloureuse, de même pour le bord inféro-externe de l'orbite; et l'on sent une résistance augmentée au bord inféro-interne, tandis que le gonflement à la partie supéro-interne du rebord orbitaire présente une certaine mollesse. A l'examen ophtalmoscopique, la région de la papille forme une grosse éminence à frontières augmentées et des signes de névrite de stase. Par un traitement opératoire fait par voie nasale, les symptômes d'ethmoïdite s'améliorent, en même temps que la vision redevenait normale.

g) Voies lacrymales.

Plusieurs fois en a noté dans les ethmoïdites des complica-

___

(1) VIEUSSE, Complications orbitaires de l'empyème ethmoïdal. *Recueil d'ophtalmologie*, mars 1899, p. 139.

lions lacrymales, de telle sorte que l'on hésite souvent entre le diagnostic d'ethmoïdite et de dacryocystite. C'est ainsi que, dans l'observation de Raoult (1), une fillette présentait une fistule de l'angle interne de l'œil gauche. La maladie était venue à la suite d'une scarlatine six mois auparavant, sous la forme d'un abcès de l'angle interne de l'œil gauche. En même temps il y avait larmoiement. On pensa à la dacryocystite, le Dr Röhmer incisa l'abcès, mais il resta une fistule à la suite. L'exploration au stylet montre que cette fistule s'étend très loin, et, de plus, la malade ayant du pus dans le méat moyen, le Dr Raoult diagnostiqua un empyème des cellules ethmoïdales. Après curetage de l'ethmoïde par la voie orbitaire, la guérison survient.

Les Drs Stewart (2), Ranglaret (3), Röhmer (4) ont publié chacun un cas absolument analogue. Le Dr Müller (5) a vu deux fois s'ouvrir une ethmoïdite dans les voies lacrymales.

Exceptionnellement une dacryocystite provoque une suppuration ethmoïdale ; elle est presque unique l'observation qu'Antonelli (6) communiqua à la Société d'ophtalmologie de Paris.

Une demoiselle de 23 ans, opérée en province d'une dacryocystite, montre quelques mois plus tard une tumeur grosse comme une fève au-dessus du sac lacrymal, tumeur assez molle, non réductible, très peu douloureuse, sans aucune déformation du bord osseux de l'orbite, sans aucune lésion nasale, aucun signe passé ou présent de sinusite. Diagnostic de péridacryocystite de la coupole du sac; incision. Après la sortie du pus, exploration d'une cavité allant jusqu'au fond de l'orbite et laissant sentir à la sonde métallique plusieurs points cariés de la paroi orbitaire interne. Au bout de deux mois, quand l'abcès orbitaire allait se cicatriser, symptômes de sinusite ethmoïdo-frontale aiguë. Opération radicale, guérison.

D'après l'évolution des phénomènes et leurs détails, Antonelli se croit autorisé à admettre, non pas une sinusite ethmoïdale ancienne ayant fusé dans l'orbite et simulant une cellulite orbitaire, mais la propagation du processus suppuratif du sac lacrymal

(1) Raoult, Soc. fr. d'Otol., Lar., Rhin., 30 avril 1894.
(2) Stewart, Soc. lar., Londres, 10 janvier 1894.
(3) Ranglaret, Étude sur l'anatomie et la pathologie des cellules ethmoïdales, Thèse Paris, 1896.
(4) Röhmer (l. c.).
(5) Müller, Bulletin Médical, 28 novembre 1894.
(6) Antonelli, Annales d'oculistique, 1900, p. 134.

au tissu orbitaire, comme plusieurs auteurs l'avaient déjà noté, et, plus tard, du tissu orbitaire au labyrinthe ethmoïdal.

h) Phlegmon orbitaire.

Nous avons décrit jusqu'ici le phlegmon orbitaire localisé à la partie interne de l'orbite, mais plusieurs auteurs ont admis l'existence d'un phlegmon orbitaire profond, grâce auquel ils expliquent les lésions du nerf optique dans les ethmoïdites. Quand ce phlegmon total de l'orbite se manifeste, on trouve presque toujours, en même temps qu'une lésion ethmoïdale, un ou plusieurs sinus malades (polysinusite) ; c'est surtout dans le cas de sinusite maxillaire compliquée d'ethmoïdite consécutive, que l'on a observé ces graves phlegmons orbitaires, qui ont souvent causé la mort plusieurs fois par propagation aux méninges.

III. — Marche et Pronostic.

Les complications orbitaires de l'ethmoïdite évoluent généralement d'une façon chronique. On peut, par conséquent, la plupart du temps, arrêter l'évolution des accidents. Mais ce qu'il faut prendre en considération, c'est la difficulté que l'on a de guérir radicalement l'ethmoïdite et d'empêcher le retour des manifestations orbitaires. Hajek est, à ce point de vue, très sceptique, contrairement à Luc (1).

IV. — Diagnostic.

Il faut d'abord exclure les *tuméfactions*, les *infiltrations* et *tumeurs* de l'orbite produites par une autre cause que l'empyème ethmoïdal.

C'est ainsi que la *dacryocystite* a pour elle : le siège de la tuméfaction plus inférieur, le passé lacrymal et l'inspection des voies lacrymales ; le fait que pressant sur la tuméfaction orbitaire, le pus se vide dans la dacryocystite par le méat inférieur,

(1) Voir discussion à la section de Rhinologie, *XIIIe Congrès international de médecine* (Paris), séance du 4 août 1900.

tandis que dans l'ethmoïdite il s'écoule par le méat moyen. S'il existe une fistule, dans le cas d'une ethmoïdite on arrive avec le stylet sur un point osseux dénudé. A la pression l'ethmoïdite est plus douloureuse.

La syphilis provoque, soit une infiltration étendue se développant d'une façon aiguë, soit, cas beaucoup plus fréquent, une fistule ou une gomme. La rhinoscopie antérieure sera alors d'un grand secours, en constatant la gomme nasale qui s'étend vers l'extérieur. De même la recherche des autres manifestations syphilitiques présentes ou passées.

La tuberculose se distingue par sa marche torpide sans aucune réaction locale, l'absence de douleur à la pression; s'il y a une fistule, par les caractères des fistules tuberculeuses. L'inoculation aux animaux pourra rendre des services, de même la recherche des autres manifestations tuberculeuses.

Les tumeurs (épithélioma ou sarcome) se caractérisent par la déformation de la région, la consistance, le refoulement du globe en dehors et en bas, la douleur, les troubles névralgiques.

En toute façon il faudra faire la rhinoscopie antérieure pour esquisser son *diagnostic* et, trouvant du pus au niveau du méat moyen et des polypes, il faudra commencer par écarter l'*empyème maxillaire*, ce qui est relativement facile en pratiquant la ponction de ce sinus par le méat inférieur. La *participation du sinus frontal* est plus difficile à exclure, tous les signes de sinusite frontale étant incapables à poser un diagnostic sûr, et comme la sinusite ethmoïdale sans sinusite frontale associée est chose extrêmement rare, il vaudra mieux admettre cette coïncidence jusqu'au moment de l'opération. Alors une fois l'ethmoïde ouvert on pénètre dans le canal naso-frontal et l'on fait le cathétérisme rétrograde du sinus (Laurens) (1), ou encore, de propos délibéré, l'on ouvre et l'on inspecte le sinus frontal par la voie orbitaire.

Le plus sûr moyen de faire le diagnostic d'ethmoïdite, c'est l'exploration au stylet, avec lequel on recherche les points osseux dénudés, et l'on ouvre des cavités pleines de pus; quand l'on

____

(1) LAURENS, *XIII*e *Congrès international de médecine* (Paris), séance du 4 août 1900.

voit la saillie de la bulle ethmoïdale, on peut pratiquer la ponction exploratrice.

V. — Traitement.

Étant donnée une sinusite ethmoïdale compliquée de manifestation orbitaire, il semble à priori que l'opération *par la voie
orbitaire* soit la seule à mettre en pratique. En effet, tel est l'avis
de la majorité des auteurs (Knapp, Raoult, Chipault, Grœning,
Luc (1), Laurens). Pourtant Hajek (*loc. cit.*) a publié deux
cas, où, par la voie *endo-nasale*, il fit cesser les accidents orbitaires.

Malgré l'autorité de Hajek, il nous semble que ce serait s'at-
tarder que de soigner de tels cas par la méthode intranasale.
Certains auteurs : Luc, Moure, etc., font précéder l'opération
externe de l'enlèvement des polypes et de la résection de la tête
du cornet moyen pratiqué par la voie nasale. Avec quelques
variantes, l'opération par la voie orbitaire s'exécute de la même
façon. Incision courbe à concavité inférieure et externe suivant
tout le rebord orbitaire interne. Ruginer le périoste et les parties
molles dans l'angle supéro-interne de l'orbite, en découvrant le
plus loin possible l'ethmoïde, déjeter en dehors les voies lacrymales, désinsérer le muscle de Horner et l'aileron ligamenteux
du muscle droit interne, et récliner en dehors le globe oculaire.
La limite supérieure du champ opératoire est formée par les
artères ethmoïdales, car plus haut on pénètre dans la cavité crânienne (Laurens) (*loc. cit.*).

À ce moment, la plupart des auteurs évitent de léser la *poulie
du muscle grand oblique*. Vacher (2), Lermoyez, Laurens, de
propos délibéré, sectionnent cette poulie ou la réclinent en dehors
en ruginant son insertion sur l'os. Puis, avec la curette et la
gouge, l'on effondre toutes les cellules ethmoïdales cariées,
fistuleuses, et la plupart du temps l'on pénètre dans la cavité
nasale.

<hr>

(1) Luc, *Leçons sur la suppuration de l'oreille moyenne et des cavités
accessoires des fosses nasales* (Paris, 1900).

(2) Vacher, *Comptes rendus de la section de Lar. du XIIIe Congrès international de médecine*, p. 82.

Pourtant, s'il n'y a pas de lésion nasale, s'il s'agit d'*ethmoïdite enkystée* du côté de la cavité nasale, Laurens conseille de ne pas établir de communication entre les deux cavités orbitaire et nasale, et à la fin de l'opération de drainer par la voie orbitaire. Mais, dans la majorité des cas, une fois le curetage de l'ethmoïde aussi complètement que possible effectué, l'on cautérise au chlorure de zinc, l'on ferme la plaie extérieure et l'on laisse le drainage s'opérer spontanément et exclusivement par la voie nasale (Luc). Quand il s'agit d'une sinusite frontale coexistante, les auteurs sont partagés : les uns ouvrent les deux sinus par la voie orbitaire, d'autres par la voie frontale. Pour la voie nasale, les adeptes les plus enthousiastes (Grünwald, Hajek) ne lui reconnaissent pas une valeur curative absolue ; on obtient seulement une amélioration. Quant à l'opération par la voie externe, les uns, comme Hajek, mettent en doute la guérison absolue, d'autres, comme Luc, Goris, l'admettent.

Pour notre part, nous avons vu plusieurs fois cette guérison, entre autres un cas que nous avons opéré avec notre ami Lambard en juin 1901, à l'hôpital Lariboisière, et où, malgré des lésions ethmoïdales étendues, l'opération externe amena la guérison définitive.

Il y a un point qui ne nous paraît pas avoir été complètement élucidé, ce sont les *complications orbitaires post-opératoires* après cure radicale par la voie externe. En effet, nous avons vu plusieurs fois survenir du *larmoiement* consécutivement à cette intervention. De même, on se trouve gêné dans le curetage de l'ethmoïde par l'insertion de la *poulie du muscle grand oblique*. Un certain nombre d'auteurs : Vacher, Lermoyez, Laurens, de propos délibéré, la sectionnent ou la détachent. Vacher soutient l'avoir sacrifiée dans trois cas et n'avoir jamais remarqué de la diplopie.

CHAPITRE II

I. — Description morphologique.

DÉVELOPPEMENT

D'après les travaux de Dursy, Toldt et Merkel, le sinus sphénoïdal commence son développement avant la naissance par
une poussée de l'extrémité postérieure de l'ethmoïde cartilagineux, délimitée par des osselets qui s'appellent les cornets sphénoïdaux ou cornets de Bertin. Dans la première année le sinus
sphénoïdal est représenté seulement par une dépression ronde
au niveau de l'endroit où se trouvera plus tard l'orifice sinusal.
Dans les premières années de la vie le sinus sphénoïdal se déve-
loppera par la résorption de la capsule ethmoïdale, et ce n'est
qu'à partir de 10 ans que sa partie postérieure va se former à
son tour par la résorption des tissus osseux de l'os sphénoïde.

MORPHOLOGIE

Au nombre de deux, séparés par un cloisonnement le plus
souvent asymétrique, ayant chacun une forme vaguement cuboïde,
chaque sinus sphénoïdal s'ouvre dans les fosses nasales par un
orifice situé presque toujours dans la moitié supérieure de sa
face antérieure. Cet orifice sphénoïdal est séparé par une distance moyenne de 7 centimètres de l'orifice antérieur des fosses
nasales, comme l'ont établi les mensurations de très nombreux
auteurs.

On peut ranger les sinus sphénoïdaux en deux grandes classes :
les petits et les grands sinus.

1° **Petits sinus.** — Quand le sinus sphénoïdal est petit, il peut présenter plusieurs variétés :

a) Petite niche à la place de l'ostium sphénoïdal;

b) L'ostium sphénoïdal prolongé en cul-de-sac dans le corps du sphénoïde ;

c) Beaucoup plus fréquemment on trouve un sinus sphénoïdal

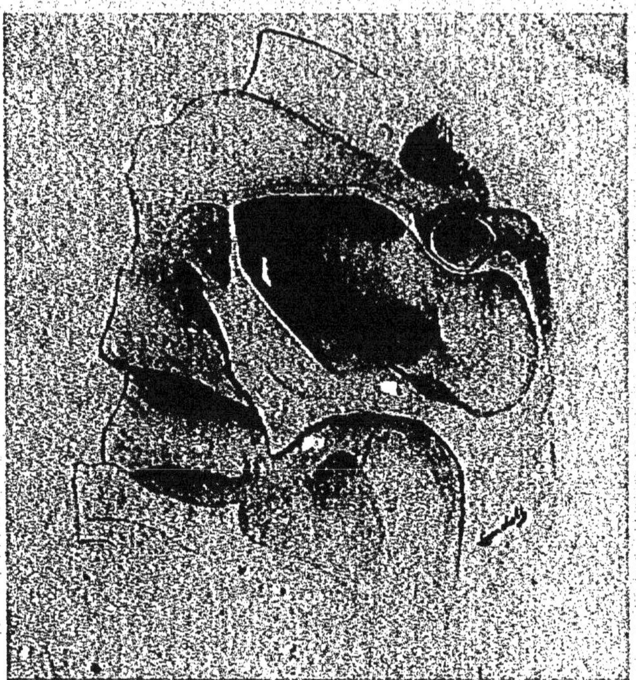

Fig. 4. — Type de grand sinus sphénoïdal envoyant des prolongements dans les grandes et les petites ailes et du côté du sinus maxillaire (M. Landolt).

logé seulement dans la moitié antérieure de l'os ; il a alors une forme ronde ou ovale à grand axe vertical. On explique cette variété par le fait que la substance osseuse du sphénoïde n'a pas subi de résorption ;

d) D'autres fois une cellule ethmoïdale postérieure, le plus souvent la cellule que Zuckerkandl a appelé *ethmoïdo-sphénoïdale*, se loge dans le corps du sphénoïde et présente à la place du sinus les rapports de ce dernier avec la cavité crânienne et orbitaire (1).

(1) ZUCKERKANDL, *Anatomie normale et pathologique des fosses nasales et de leurs annexes pneumatiques*. (Traduction française, 1895.)

c) Enfin très souvent un des sinus empiète sur l'autre, surtout dans sa partie inférieure.

2° GRANDS SINUS. — Ils peuvent être étendus, soit dans le sens sagittal, soit dans le sens latéral. Ils peuvent ne présenter aucun prolongement, mais le plus souvent ils en envoient :

a) Dans *l'apophyse basilaire de l'occipital ;*

b) Dans *le bec du sphénoïde ;*

c) Dans *la base de l'apophyse ptérygoïde* et dans les grandes ailes du sphénoïde, au-delà des trous grand rond et ovale, dépas-

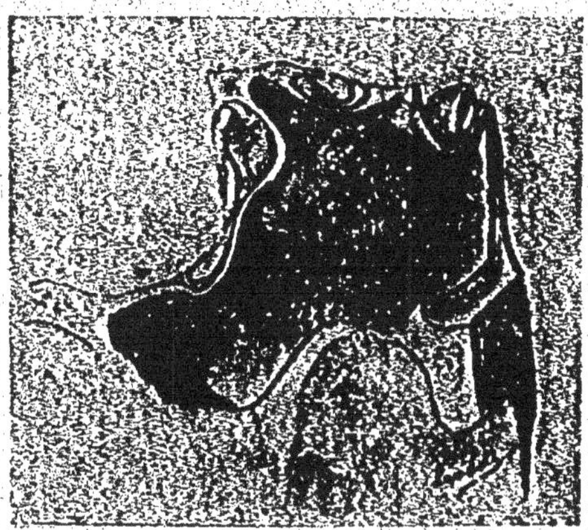

Fig. 5. — Coupe vertico-transversale du grand sinus sphénoïdal passant par la racine des petites ailes ; vue postérieure (M. Landolt).

sant le nerf maxillaire supérieur, allant même quelquefois jusqu'au nerf maxillaire inférieur.

d) Prolongement palatin produit par l'envahissement de la cellule palatine, ce qui rend le contact intime entre le sinus sphénoïdal et le sinus maxillaire, et permet de comprendre la propagation de la suppuration de l'un à l'autre sinus.

e) Enfin un prolongement très important pour les oculistes, c'est celui qui se produit dans *les petites ailes du sphénoïde,* entourant ainsi le canal optique de toutes parts.

Quand on a affaire à un grand sinus, qui envoie des prolongements, la paroi sinusale est très mince, surtout au niveau de ces prolongements, ce qui a une importance pathologique considérable.

Sur nos pièces nous avons trouvé un peu plus souvent des grands sinus sphénoïdaux ; à peu près toujours le sinus sphénoïdal d'un côté empiétait sur celui du côté opposé ; souvent il existait une cloison verticale osseuse vers la partie moyenne des grands sinus, à l'ancienne limite entre le sphénoïde cartilagineux et osseux.

3° MUQUEUSE. — Mince, peu adhérente, continuation de la pituitaire, se compose d'une couche périostique, d'une sous-muqueuse contenant les vaisseaux, et d'une couche muqueuse pourvue d'un épithélium à cils vibratiles. *Les artères* viennent de la sphéno-palatine, la ptérygo-palatine, la vidienne. Les *veines* se déversent dans les veines ophtalmiques et le sinus caverneux. Les *nerfs* émanent du ganglion sphéno-palatin.

II. — Description sommaire des parois.

Les parois inférieure et antérieure ont été réunies par Bertemès (1) dans un chapitre intitulé : « Surface rhino-pharyngienne », ce sont aussi les parois chirurgicales.

La *paroi inférieure*, inclinée de haut en bas et d'avant en arrière, est très irrégulière à cause des nombreuses saillies osseuses. Elle s'articule avec le vomer.

La *paroi antérieure*, inclinée comme l'inférieure, présente, à considérer, une portion ethmoïdale et une portion nasale libre.

La portion *ethmoïdale* est en rapport avec les dernières cellules ethmoïdales, la cloison qui les sépare est très mince, mais on a constaté rarement une communication directe. Très souvent une cellule ethmoïdale, la plus supérieure, surmonte le sinus sphénoïdal, et lui enlève ses rapports orbitaires et craniens. Zuckerkandl l'a appelée cellule sphéno-ethmoïdale.

La *portion nasale libre*, limitée en bas par le bord supérieur de la choane et en haut par la lame criblée, présente, à considérer, l'ostium sphénoïdal et l'angle que la sphénoïde forme en dépassant en dedans les cellules ethmoïdales postérieures : *reces-*

____

(1) BERTEMÈS, *Elude anatomo-topographique du sinus sphénoïdal.* Thèse de Nancy, 1900.

sus *sphéno ethmoïdal*, gouttière d'écoulement des sécrétions purulentes du sphénoïde ou des cellules ethmoïdales postérieures.

L'ostium sphénoïdal est situé le plus souvent dans la moitié supérieure de la face nasale du sinus sphénoïdal, il est plus rapproché du bord externe de cette face. Cette situation de l'ostium le rend presque toujours invisible à l'examen rhinoscopique. Ce n'est que dans le cas où il est inférieur et interne qu'on peut l'apercevoir soit par le nez, soit par la rhinoscopie postérieure. Sa forme est ovalaire, à grand axe vertical, la muqueuse du pourtour de l'orifice, par sa saillie, réduit encore ses dimensions.

On l'a comparé à l'orifice glottique (Panas) (1), à un méat urétral à lèvres accolées (Sieur et Jacob) (2).

Sa face *postérieure*, constituée par la paroi antérieure de l'apophyse basilaire, se trouve en rapport avec le sinus occipital transverse.

La face *supérieure* présente en avant : la *gouttière optique* sur laquelle repose le lobe antérieur du corps pituitaire, et sur un plan plus superficiel le *chiasma des nerfs optiques*. En arrière, la selle turcique contenant le corps pituitaire. Sur les côtés se trouvent les canaux optiques, faisant à la fois partie des deux faces : supérieure et externe.

Cette paroi est mince, surtout dans les grands sinus (1 millimètre). Zuckerkandl a décrit des déhiscences au niveau de la selle turcique, pourvue de nombreux trous vasculaires; c'est le lieu d'élection des perforations pathologiques du sinus.

La paroi *interne* formée par la cloison très souvent déviée, surtout dans sa partie inférieure, a été trouvée perforée dans plusieurs cas par Zuckerkandl et Hajek (3).

On a expliqué par cette asymétrie de la cloison les symptômes qu'on observe du côté opposé à la suppuration sinusienne.

(1) Panas, *Traité des maladies des yeux*, t. II, Paris, 1894.

(2) Sieur et Jacob, *Recherches anatomiques, cliniques et opératoires sur les fosses nasales et leurs sinus*, 1901.

(3) Hajek, *Pathologie u. Therapie der entzündlichen Erkrankungen der Nebenhöhlen der Nase*, Wien, 1899.

III. — Description de la paroi externe
(Paroi ophtalmologique).

Appelée avec juste raison par Furet (1) paroi des ophtalmologistes, elle a été divisée par Bertemès en deux portions : portion cranienne et portion orbitaire.

A. — PORTION CRANIENNE

1. PAROI OSSEUSE. — La sphénoïde à cet endroit forme en haut les bords latéraux de la selle turcique, et en bas répond à l'insertion des grandes ailes.

On y observe en allant de bas en haut :

a) En bas : une *gouttière* dirigée d'arrière en avant sur laquelle repose le *nerf maxillaire supérieur*, gouttière aboutissant en avant au trou grand rond, par lequel le nerf débouche dans l'orbite. En arrière de cette gouttière : le trou ovale, contenant le nerf maxillaire inférieur, et plus loin, en arrière, le trou déchiré antérieur.

b) Plus haut se trouve une autre gouttière, beaucoup plus grande, la *gouttière caverneuse* ayant la forme d'un *S* couché. Verticale en arrière, elle s'élève, devient horizontale vers sa partie moyenne, occupant la moitié supérieure de la face latérale du sphénoïde, puis s'incline en avant et en bas pour aboutir à l'échancrure sphénoïdale.

c) Au-dessus et en avant de la gouttière caverneuse se trouvent les petites ailes du sphénoïde, percées dans leur partie interne d'un conduit : le *canal optique*, qui, par sa partie postérieure, fait partie de la portion cranienne, et par sa partie antérieure de la portion orbitaire.

2. RAPPORTS AVEC LES ORGANES CRANIENS. *Dure-mère.* — La dure-mère qui tapisse la face externe du sphénoïde peut être décrite de la façon suivante : les deux bords de la fente du cervelet finissent en avant, le postérieur en s'attachant aux apophyses

(1) FURET, La sinusite sphénoïdale chronique. *Rapport à la Société française d'otol., rhinol., laryng.* — Congrès du 1er mai 1901.

clinoïdes postérieures, l'antérieur aux apophyses clinoïdes antérieures.

Ces deux prolongements de la dure-mère délimitent entre eux un petit triangle dont le côté externe est formé par le bord antérieur de la tente du cervelet, le côté postérieur par le bord postérieur de la tente, enfin le côté interne par une mince expansion de la dure-mère, se confondant à ce niveau avec le périoste de la face externe du sphénoïde. C'est dans ce triangle dure-mérien que se trouvent inclus le sinus caverneux avec les organes nerveux ou vasculaires qui le parcourent ou qui se trouvent logés dans sa paroi externe.

Sinus caverneux. — Le sinus caverneux a une longueur de 2 centimètres et une largeur de 1 centimètre, il s'étend du sommet du rocher à la fente sphénoïdale. Sa partie antérieure reçoit le confluent des veines ophtalmiques et le sinus de Breschet, son extrémité postérieure se continue avec le confluent latéral antérieur formé par la réunion du sinus pétreux supérieur, inférieur et occipital transverse. Le sang est contenu dans une tunique veineuse, entourée de toutes parts par la dure-mère; cette tunique envoie dans la cavité sinusienne des trabécules formées par du tissu aréolaire, la divisant en autant de petites logettes.

Organes contenus dans la paroi du sinus caverneux. — L'artère carotide, après avoir suivi la portion verticale de la gouttière caverneuse, pénètre dans le sinus en perçant sa paroi inférieure, le parcourt d'arrière en avant en décrivant une courbe à concavité inférieure, puis se redresse et, verticalement, perfore la paroi supérieure en s'épanouissant en ses branches terminales. A sa partie antérieure la carotide se rapproche beaucoup de la paroi du sinus sphénoïdal. Elle est entourée partout par la membrane interne veineuse du sinus, et dans sa paroi se trouve contenu le plexus caverneux du sympathique.

Quant aux nerfs logés dans la paroi externe du sinus caverneux, si l'on pratique des coupes successives d'arrière en avant, l'on obtient :

a) *Coupe portant sur le tiers postérieur du sinus caverneux,* l'oculo-moteur commun est en haut, en dessous se trouve le pathétique, l'ophtalmique en bas et en dehors; enfin, l'oculo-moteur externe est quelquefois plongé dans l'intérieur du sinus caverneux, d'autres fois se trouve accolé à la paroi externe de ce sinus, toujours longeant le tiers supérieur de l'ophtalmique. Tout à fait en bas et en dehors le nerf maxillaire supérieur (Voir Pl. II, fig. 2).

b) Mais ces rapports vont changer bientôt, car l'oculo-moteur commun se dirige en bas, le pathétique garde une situation horizontale et très vite devient externe par rapport à l'oculo-moteur commun, l'ophtalmique se dirige en haut de telle sorte que *derrière la fente sphénoïdale l'on a sur la coupe* : le pathétique supérieur à l'oculo-moteur commun; l'ophtalmique, lui, devient externe, entre les deux l'oculo-moteur externe, enfin à la place du sinus caverneux se trouve la veine ophtalmique interne et inférieure, par rapport aux nerfs précités ; depuis longtemps le maxillaire supérieur a quitté le sinus caverneux, en passant par le trou grand rond (Voir Pl. II, fig. 3).

Nous voulons ici surtout insister sur un rapport que nous n'avons vu précisé chez aucun auteur. Immédiatement derrière la fente sphénoïdale, au niveau de la terminaison de la veine ophtalmique, dans le sinus caverneux on voit : *l'oculo-moteur commun et l'oculo-moteur externe prendre contact intime avec la paroi externe du sinus sphénoïdal.* Quelquefois une cellule ethmoïdale empiète sur le sphénoïde pour former le plancher du canal optique et se mettre en rapport avec les nerfs précités, surtout l'oculo-moteur commun.

c) Au niveau de la fente sphénoïdale, le nerf ophtalmique, qui a continué sa marche ascendante, devient supérieur au pathétique et se divise en trois branches, dont deux passent avec ce nerf par la fente sphénoïdale, au-dessus de l'anneau de Zinn, et présentent les rapports suivants : le lacrymal en dehors, le frontal au milieu, le pathétique en dedans. — Quant aux organes qui passent par *l'anneau de Zinn,* ce sont l'oculo-moteur commun, divisé en ses deux branches (sur la coupe que nous avons fait dessiner Pl. II, fig. 4, il n'était pas encore divisé) ; à la partie externe de ce nerf l'on trouve : le nasal en haut, l'oculo-moteur externe en bas. Dans l'angle inféro-externe de l'anneau se trouve la veine ophtalmique (Pl. II, fig. 4).

Nous avons vu plusieurs fois la veine ophtalmique passer en dehors de l'anneau, disposition qui est représentée dans la figure 1 de la Planche II.

Conduit optique. — Le conduit optique fait partie de la cavité cranienne par son ouverture postérieure, ovale, à grand axe oblique de dedans en dehors et de haut en bas, ouverture représentant la partie la plus évasée du conduit. Il est complété en arrière par une arcade dure-mérienne qui va de la lèvre antérieure de la gouttière optique au tubercule postérieur des petites ailes.

Le nerf optique accompagné à sa face interne, puis bientôt inférieure, par l'artère ophtalmique comble ce conduit optique ; bridé par l'arcade dure-mérienne, il ne peut subir aucune augmentation de volume sans être fortement comprimé.

B. — PORTION ORBITAIRE

Le plus souvent, ainsi que Berlemès l'a noté (18 fois sur 28 sujets), le sinus sphénoïdal contribue à compléter en arrière la paroi interne de l'orbite sur une étendue de 5 à 14 millimètres.

Le sinus sphénoïdal est en rapport :

a) Avec le canal optique et son contenu ;

b) Avec la fente sphénoïdale et les organes qui la traversent ;

c) Avec la paroi ptérygo-maxillaire.

1) CANAL OPTIQUE. — Le canal optique peut être comparé à un entonnoir s'ouvrant du côté de la cavité cranienne, d'un diamètre de 5 ou 6 millimètres et d'une longueur de 8 à 9 millimètres. Son axe est dirigé obliquement de haut en bas, d'arrière en avant et de dedans en dehors. La jonction des axes des deux conduits optiques se fait à 2 centimètres en arrière de leur orifice cranien. L'orifice orbitaire représente un ovale à grand axe presque vertical.

Dans le conduit optique, l'artère ophtalmique est d'abord interne, puis inférieure, puis externe.

2) FENTE SPHÉNOÏDALE. — La fente sphénoïdale a la forme d'un triangle : le bord supérieur, prolongement des petites ailes qui s'étaient dédoublées pour former le canal optique ; le bord externe, qui n'est autre que la partie la plus supérieure et antérieure du bord interne des grandes ailes sphénoïdales ; enfin un bord interne, le plus souvent assez épais, réunit le bord supérieur au bord externe. A leur point de réunion se trouve le trou petit rond pour le passage du nerf maxillaire supérieur. Sur le bord interne, immédiatement en dessous du canal optique, la

surface d'insertion du tendon de Zinn, qui n'est marquée que dans un petit nombre de cas par des rugosités ou par la présence d'une fossette. En dessous quelquefois une très petite épine par laquelle le muscle droit externe prend une insertion supplémentaire sur l'os.

Immédiatement après son insertion, le tendon de Zinn se subdivise en trois tendons : un externe, pour le droit externe ; un moyen, pour le droit inférieur ; et un interne, pour le droit interne. Le tendon du droit externe envoie une expansion aponévrotique, qui va s'insérer sur le bord inférieur ou externe du canal optique. Ainsi se forme, entre le fort tendon du droit externe et son expansion aponévrotique, un orifice délimité souvent dans sa partie interne par l'os sphénoïde (sinus sphénoïdal) et appelé : *anneau de Zinn*. Par sa partie la plus interne passe l'oculo-moteur commun, divisé en ses deux branches : l'oculo-moteur externe occupe son côté inférieur et externe, le nerf nasal est situé, soit entre les deux branches de l'oculo-moteur commun, soit, comme il se trouve figuré sur le dessin d'une de nos coupes (pl. II, fig. 4), sur le côté supérieur et externe de l'oculo-moteur commun.

Enfin, la veine ophtalmique est soit dans l'anneau de Zinn, et alors elle est externe à tous les nerfs excepté l'oculo-moteur externe, soit, très souvent, en dehors du muscle droit externe et de l'anneau de Zinn. *Au dessus de l'anneau* le reste de la fente sphénoïdale (sa partie supérieure et externe) livre passage à trois troncs nerveux qui sont de dehors en dedans : le lacrymal, le frontal et le pathétique.

En avant de la fente sphénoïdale, les rapports avec les organes orbitaires sont moins intéressants, car les muscles qui prennent insertion sur le tendon de Zinn et sur le pourtour du trou optique, surtout le droit interne et le grand oblique, écartent les autres organes : nerf optique, artère ophtalmique, nerf nasal et oculo-moteur commun de la paroi externe et du sinus sphénoïdal.

3) FOSSE PTÉRYGO MAXILLAIRE. — En dessous de la fente sphénoïdale, les grands sinus sphénoïdaux peuvent venir se mettre en rapport avec l'arrière-fond de la *fosse ptérygo-maxillaire*, formée en avant par le maxillaire supérieur, en arrière par l'apophyse ptérygoïde du sphénoïde et par la racine des grandes ailes, en dedans par le palatin. On trouve dans la fosse ptérygo maxil-

— 40 —

laire, le maxillaire supérieur après son passage dans le trou grand rond ; à ce nerf est appendu le ganglion de Meckel, avec ses branches afférentes et efférentes ; en dedans : le trou sphéno-palatin livre passage à l'artère sphéno-palatine, le canal vidien par où s'échappe l'artère et le nerf vidien, le conduit ptérygo-palatin qui a abrité le nerf de Bock et l'artère ptérygo-palatine, le canal sphéno-vomérien ; en bas : le canal palatin postérieur par où passent l'artère et le nerf palatin postérieur.

Épaisseur de la paroi externe. — a) Le plus souvent la paroi *optico-sphénoïdale* est excessivement mince (1/2 millimètre). Dans des cas pareils, Berger (1) a constaté de petites lacunes dans la paroi dues, soit à un vice congénital d'ossification, soit à une affection sénile ayant occasionné une raréfaction du tissu osseux. Dans ces cas, la muqueuse du sinus sphénoïdal recouvre directement la périnèvre optique et l'on conçoit aisément que l'inflammation de la première se communique avec la plus grande facilité au second.

Holmes (2) sur 50 sphénoïdes a trouvé des déhiscences deux fois. Gallemaerts (3) sur 200 crânes des différents peuples a trouvé deux fois l'absence d'une cloison osseuse entre le canal optique et le sinus sphénoïdal ; plus souvent la cloison était amincie.

Berger a réuni, en 1888, 23 cas de cécité survenue à la suite d'une affection du sinus sphénoïdal, par compression du nerf optique dans son canal, compression constatée à l'autopsie. Zuckerkandl a fait la même constatation, surtout chez des vieillards. Plus rarement, la paroi optico-sphénoïdale est épaisse (5 à 7 millimètres) ; enfin d'autres fois elle est mince d'un côté et épaisse de l'autre.

Sur nos pièces nous n'avons jamais trouvé de déhiscences, mais souvent la paroi optico-sphénoïdale très mince ; souvent aussi nous avons vu une cellule ethmoïdale constituer le plancher du conduit optique (Voir Pl. II, fig. 3 et 4).

(1) BERGER et TYRMANN, *Die Krankheiten der Keilbeinhoehle u. der Siebbein-Labyrinthe*, Wiesbaden, 1886, et BERGER, *Arch. d'opht.*, 1895, p. 545.

(2) HOLMES (G. R.), The sphenoidal cavity and its relation to the eye, in *Archives of ophtalmology*, vol. XXV, n° 4, 1896.

(3) GALLEMAERTS, *Société belge d'ophtalm.*, séance du 20 novembre 1899. — In *Ann. d'ocul.*, 1900, p. 152.

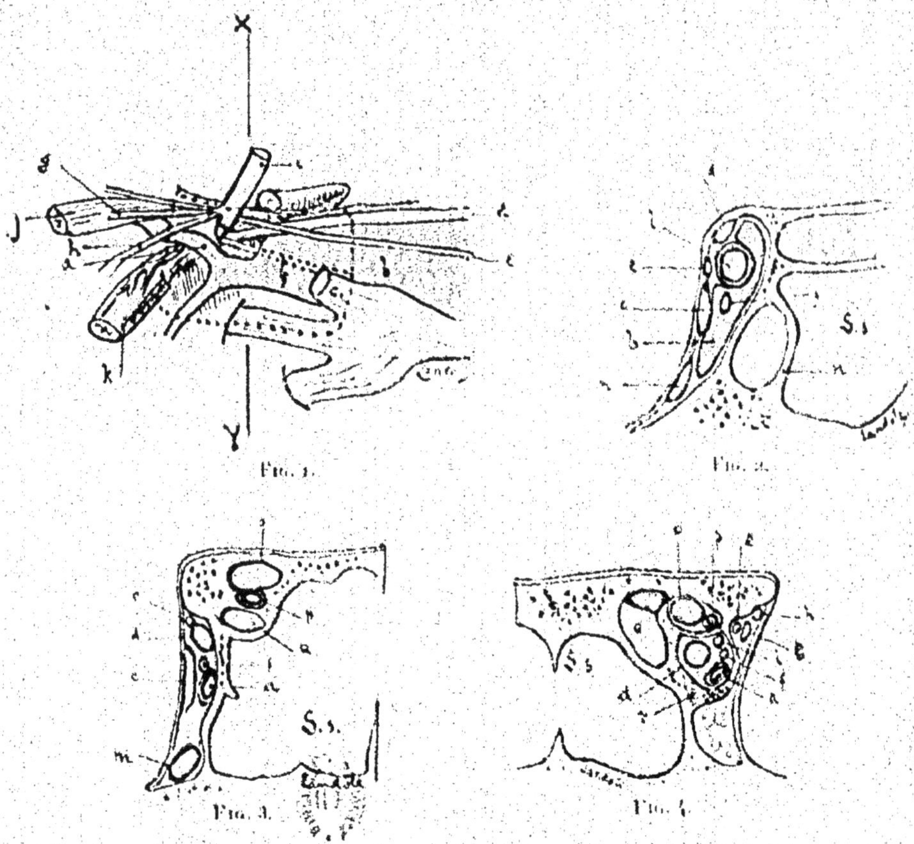

Fig. 1. — Figure très schématique montrant la paroi externe du sinus sphénoïdal
en rapport avec les organes orbito-crâniens.

a, veine ophtalmique; b, sinus caverneux; c, nerf ophtalmique de Willis; d, nerf moteur oculaire commun; e, nerf pathétique; f, nerf moteur oculaire externe; g, nerf frontal; h, nerf lacrymal; i, nerf nasal; j, muscle droit supérieur; k, muscle droit externe; xy, indique le passage de la coupe représentée figure 3.

Fig. 2. — Coupe vertico-transversale passant par le tiers postérieur du sinus caverneux.

b, sinus caverneux; c, nerf ophtalmique de Willis; e, nerf pathétique; f, nerf moteur oculaire externe; l, artère carotide; m, nerf maxillaire supérieur; n, cloisonnement des sinus sphénoïdaux; Ss, cavité du sinus sphénoïdal.

Fig. 3. — Coupe vertico-transversale passant derrière la fente sphénoïdale.

a, veine ophtalmique; c, nerf ophtalmique de Willis; d, nerf moteur oculaire commun; f, nerf moteur oculaire externe; m, nerf maxillaire supérieur; o, nerf optique; p, artère ophtalmique; q, cellule ethmoïdale.

Fig. 4. — Coupe vertico-transversale passant par la fente sphénoïdale
au niveau de l'anneau de Zinn.

a, veine ophtalmique; g, nerf frontal; h, nerf lacrymal; i, nerf nasal; f, nerf moteur oculaire externe; d, nerf moteur oculaire commun; e, nerf pathétique; o, nerf optique; p, artère ophtalmique; q, cellule ethmoïdale; z, tendon de Zinn.

b) De même, au niveau de la *goulière caverneuse* la paroi osseuse est mince, surtout dans le cas de grands sinus. Zuckerkandl a constaté des déhiscences à ce niveau, mais moins fréquemment qu'au niveau du canal optique.

c) Au niveau des prolongements dans les cas de grands sinus, la paroi est très mince.

d) Un rapport très intéressant, c'est celui qui existe avec le nerf maxillaire supérieur. Bertemès, au niveau du trou grand rond, a trouvé une épaisseur moyenne de 2 millimètres pour les préparations qui présentaient des rapports absolument indéniables (16 fois sur 22 cas) (Voir pour ce rapport notre fig. 5 et Pl. II, fig. 3).

DEUXIÈME PARTIE. — LES COMPLICATIONS ORBITO-OCULAIRES
DE LA SINUSITE SPHÉNOÏDALE

Guillemain et Terson (1) les avaient classées en *complications vasculaires* et *complications nerveuses*. On peut encore suivre leur division en expliquant que dans la première variété comprenant la thrombo-phlébite des sinus caverneux ou des veines orbitaires, il y a toujours en même temps des symptômes nerveux associés.

La seconde classe, de beaucoup la plus intéressante, contient les faits de névrite d'un ou de plusieurs nerfs se rendant au globe oculaire ou aux organes orbitaires.

D'après cette division, nous laissons complètement de côté les symptômes oculaires dans les méningites d'origine sphénoïdale. Les auteurs qui se sont occupés le plus des complications orbito-oculaires dans la sinusite sphénoïdale sont : Berger (2) et ses élèves Tyrmann et Kaplan (3), Panas (4), Lancial (5), Berte-

---

(1) GUILLEMAIN et TERSON, Les complications orbito-oculaires dans les infections du sinus frontal maxillaire sphénoïdal. *Gazette des hôpitaux*, 1892.

(2) BERGER (l. c.).

(3) KAPLAN, *Le sinus sphénoïdal comme voie d'infection crânienne et orbitaire*. Thèse Paris, 1891.

(4) PANAS, *Traité des Maladies des yeux*, 1894.

(5) LANCIAL, *De la Thrombose des sinus de la dure-mère*. Thèse Paris, 1888.

mes (1) et surtout, dans ces derniers temps, de Lapersonne (2).

Avant d'entrer dans le sujet, nous devons citer tout à fait en passant les troubles fonctionnels, qui ont été beaucoup moins notés par les auteurs dans la sinusite sphénoïdale que dans les autres sinusites. Par-ci par-là on trouve signalé le larmoiement, l'asthénopie accommodative, etc. Ruault (3) parle d'un malade qui voyait toujours des points noirs mobiles devant l'œil du même côté que la suppuration sphénoïdale.

I. — Thrombose du sinus caverneux.

Provoquée soit par l'ostéite des parois sphénoïdales, soit par les nombreuses communications veineuses existant entre la muqueuse sphénoïdale et le sinus caverneux (obs. James Russel, Duplay).

Présente les mêmes symptômes que lorsqu'elle est produite par une autre cause; il y a pourtant certaines différences que nous allons essayer de faire ressortir.

Tout d'abord, il y a eu auparavant une céphalalgie violente occupant surtout la région occipitale, des névralgies localisées aux nerfs sus-orbitaire, sous-orbitaire ou nasal externe (cas de Raymond). Le malade crache du pus et surtout des croûtes desséchées brunâtres, plus rarement il y a de l'écoulement purulent par le nez; souvent, on trouve en même temps de l'ethmoïdite postérieure accompagnant presque toujours la sinusite sphénoïdale. Quand la thrombose se produit, on observe rapidement des symptômes caractéristiques du côté de l'orbite. Les uns dépendent de l'obstruction de la circulation veineuse en retour et comprennent: *l'œdème des paupières*, *l'exophtalmie* et le *chémosis*; les autres sont dus à des compressions nerveuses et renferment le *ptosis*, le *strabisme*, la *paralysie des muscles moteurs de l'œil*, la *paralysie de la pupille*.

Les *premiers* se trouvent aussi dans le phlegmon orbitaire,

(1) BROUSSES (l. c.).
(2) Dr. LAPERSONNE, *Archives d'Ophtalmologie*. Années 1898 et 1899.
(3) RUAULT. Sur un cas d'empyème sphénoïdal. *Archives internationales de Lar.*, 1890, p. 145.

parce que l'induration inflammatoire des tissus de l'arrière-cavité orbitaire s'oppose au retour du sang ; mais le second groupe est pathognomonique. La *névrite de l'oculo-moteur commun* explique : le ptosis, les modifications pupillaires (rétrécissement au début, dilatation ensuite), les troubles de l'accommodation et aussi le strabisme externe. D'autres fois le *pathétique* et surtout l'*oculo-moteur externe* sont intéressés (obs. de Raymond). La compression de l'*ophtalmique* produit les névralgies du sus ou sous-orbitaire, l'épiphora et les troubles trophiques cornéens.

L'on peut quelquefois constater l'*obstruction de la veine centrale de la rétine* se traduisant par le gonflement des veines rétiniennes (veines tortueuses et gorgées de sang). Plus fréquemment l'on trouve l'œdème de la papille ou des hémorragies rétiniennes.

Après quelques jours pendant lesquels les symptômes sont localisés à un seul œil, subitement les troubles oculaires deviennent *bilatéraux*, ce qui s'explique par la propagation à l'autre sinus caverneux par l'intermédiaire du sinus coronaire. — On remarque en même temps une diminution des phénomènes dans l'orbite qui avait été atteinte la première.

Dans le cas de *phlébite de la veine ophtalmique*, on assiste plutôt à des troubles mécaniques, il y a moins de symptômes nerveux et cérébraux.

C'est ici que nous devons dire un mot du *phlegmon de l'orbite* dans la sinusite sphénoïdale, car presque toujours il était sous la dépendance de la phlébite de la veine ophtalmique, phlébite secondaire elle-même le plus souvent dans nos cas à la thrombose du sinus caverneux (exemple obs. de Duplay).

De même dans les méningites d'origine sphénoïdale, quand on trouve un phlegmon orbitaire, on peut le rattacher à une phlébite de la veine ophtalmique (par exemple l'obs. de Caubet et Druault (1)). Kaplan cite un cas de Rouge (2) où il y aurait phlegmon orbitaire produit par la périostite du sphénoïde.

Ensomme c'est une complication rare dans l'empyème sphé-

(1) CAUBET et DRUAULT, Méningite et phlegmon de l'orbite dus à une polysinusite d'origine dentaire. *Annales de Laryngologie* (août 1897, p. 211)
(2) ROUGE, *Union médicale*, 1879.

noïdal. Dans la statistique de Germann (1) portant sur 18 phlegmons orbitaires dus à des sinusites diverses, nous trouvons deux fois des empyèmes sphénoïdaux mais toujours associés à une lésion ethmoïdale ou maxillaire.

Nous citerons en résumé les observations les plus typiques de thrombose du sinus caverneux produites par un empyème sphénoïdal.

OBSERVATION I (JAMES RUSSEL). — *Thrombose du sinus caverneux* (in *Gazette médicale de Paris*, 1878, p. 620. LANCIAL, Thèse de Paris, 1888, p. 157).

Homme, 34 ans, souffre depuis longtemps d'un coryza tenace, écoulement nasal abondant; pas d'antécédents syphilitiques. Il y a un mois, il est pris subitement d'étourdissements et d'une violente céphalalgie. Il fut obligé de s'aliter le lendemain. Depuis cette époque, il se plaint de vives douleurs dans la tempe *gauche*, avec des exacerbations le matin et le soir. Il existe également une sensibilité anormale au niveau des dents de la mâchoire supérieure. Vomissements répétés fréquemment pendant une quinzaine.

Le 10 février, un peu avant son entrée à l'hôpital, le malade constate qu'il ne distingue plus aussi bien les traits des personnes qui l'entourent. Le même jour, il est pris d'un frisson qui se renouvelle le 11. En même temps, il éprouve des désordres intellectuels qui vont jusqu'au délire le plus confirmé.

En l'examinant, Russel constata les phénomènes suivants : le regard est étrange, la tête chaude, la langue recouverte d'un enduit épais et fuligineux à sa partie moyenne. Pouls 130. Le lendemain on constate un ptosis complet de la paupière supérieure *gauche*. Le globe oculaire est absolument immobile; la conjonctive injectée, la pupille légèrement dilatée, la cornée insensible. L'œil droit conserve tous ses mouvements. Délire de plus en plus intense; évacuations involontaires. Le 20 février mort.

A l'autopsie, on trouva les sinus *ethmoïdaux* et *sphénoïdaux* remplis par un liquide sanieux et fétide, d'une coloration brune. La muqueuse, entièrement détachée de l'os, baignait dans ce liquide; quant aux parois osseuses, elles n'étaient pas nécrosées. Les cellules ethmoïdales antérieures étaient saines. Les sinus frontaux renfermaient un peu de liquide catarrhal. Dans toute la longueur du corps du sphénoïde, à partir des trous orbitaires, jusqu'à l'apophyse basilaire, existait au-dessous de la dure-mère un vaste épanchement de sang à moitié décomposé. Le sinus caverneux gauche, le sinus circulaire et la veine ophtalmique gauche étaient oblitérés par un coagulum du sang

(1) GERMANN, *Comptes rendus du XIIe Congrès international de Médecine tenu à Moscou, 5 août 1897.*

presque pétrifié, dont les parois vasculaires étaient elles-mêmes infiltrées. Rien du côté de l'orbite. La cloison des fosses nasales n'offrait rien d'anormal. Un exsudat abondant et sanieux recouvrait toute la partie moyenne de la base du crâne; il englobait complétement les vaisseaux et le nerf de la troisième paire à gauche.

Parmi les artères, les unes étaient vides, les autres renfermaient quelques caillots lâches; aucune n'était oblitérée.

Rien du côté des autres sinus et des veines jugulaires. Les ventricules cérébraux contenaient une sérosité abondante et limpide et paraissaient fortement distendus.

Observation II (Résumée) (DUPLAY). — *Thrombose du sinus caverneux, Archives générales de médecine,* 1871, t. II, p. 318, et LANCIAL *(loc. cit.).*

A. B.... 43 ans, journalière, se présente dans un état grave. Renseignements peu précis, il y a trois mois; érysipèle de la face. Depuis quinze jours seulement elle souffre de l'affection actuelle. Elle fut prise de douleurs très vives intra et péri-orbitaires du côté droit. On ne peut attribuer sa maladie à aucune cause traumatique ou autre connue. Troubles visuels à droite, brouillards, perceptions d'étincelles; depuis huit jours, l'œil est devenu gros, enfin il est survenu une cécité complète. Les douleurs de gorge et la voix nasonnée datent de quinze jours. Pas d'engorgement ganglionnaire, ni de trace d'affection spécifique. Sur huit enfants venus à terme, quatre sont morts.

Etat actuel. — Paupières rouges, gonflées, recouvrant l'œil à droite, exophtalmie très accentuée, sans augmentation de volume de l'œil. Globe immobile, consistance normale, chémosis considérable avec un peu d'infiltration sanguine dans la conjonctive. Empâtement des parties molles du pourtour de l'orbite, dacryocystite purulente. Cavité buccale fuligineuse, oreille droite est sourde, a laissé échapper un peu de sang depuis quinze jours. P. 100. Peau chaude. Diagnostic probable : périostite syphilitique de la cavité orbitaire.

22 mai, T. == 40°,2, P. == 100. Dépoli de la cornée, troubles du corps vitré, fond de l'œil indéchiffrable. On constate, la gorge étant nettoyée, une large perte de substance siégeant à droite de la luette sur le voile du palais, dont elle échancre le bord postérieur, et au-dessus d'elle on voit deux ou trois perforations nettes et ulcéreuses.

L'état général devient de plus en plus grave; il survient de la congestion pulmonaire et du délire, sans contracture, ni paralysie; l'exophtalmie semble diminuer ainsi que le chémosis, enfin la malade meurt le 26.

Autopsie. — Congestion pulmonaire, rien dans les autres viscères. Méningite suppurée à la convexité et surtout à la base; *phlébite suppurative* dans un grand nombre de *sinus de la dure-mère,* sinus coronaire, caverneux, pétreux, aussi bien à droite qu'à gauche. Collections purulentes dans le tissu cellulaire de l'orbite autour des vaisseaux. L'œil ne présente pas de lésions. Le périoste de la base du crâne se détache très facilement de la selle turcique et de l'apophyse basilaire; sur les coupes verticales, on constate que le rocher, près du trou déchiré antérieur, est atteint d'ostéite, il y a du pus en abondance.

Aucune lésion de l'œil, catarrhe purulent de l'oreille, mais sans lésions osseuses correspondantes. Du côté des fosses nasales, coryza chronique, collection purulente dans les sinus sphénoïdaux avec destruction de la muqueuse; c'est le point correspondant à la base du crâne qui présente le plus de pus.

Kaplan, qui cite cette observation dans sa thèse, la fait suivre des réflexions suivantes : « La malade de M. Duplay, quoique syphilitique, ne présentait des lésions de cette nature qu'au niveau du voile du palais. La tuméfaction palpébrale et orbitaire, prise d'abord pour une ostéite spécifique, n'était, comme la nécropsie l'a démontré, qu'un érysipèle; la lésion osseuse au niveau du sinus sphénoïdal n'est pas nécrotique, mais simplement inflammatoire; comme pour la production de l'érysipèle de la face, la syphilis peut avoir agi ici, soit comme maladie débilitante et réveillant l'activité des microbes préexistants, soit comme cause locale, permettant l'entrée à des microbes pathogènes ordinaires. Les autres viscères pouvant démontrer l'existence d'une infection générale étant intacts, la thrombose et la méningite sont sûrement produites par propagation locale. »

OBSERVATION III (P. RAYMOND). — *Thrombose du sinus caverneux* (*Bull. de la Société anatomique*, 1885, p. 226).

Marie J..., 10 ans, employée de théâtre, entra le 15 avril 1885 à l'Hôtel-Dieu.

Le 9 avril au soir elle ressentit des douleurs très vives à la région temporale gauche et dans la moitié correspondante de la tête. Dans la nuit survinrent des frissons violents, avec claquements de dents, nausées, courbature, état fébrile, inappétence absolue, soif vive. Le 10, la malade ressentit des douleurs dans l'orbite du côté gauche. La fièvre et cet état général mauvais persistent, lorsque, le 12 au soir, la paupière supérieure est tuméfiée au-devant de l'œil. Dès ce moment la malade a noté un affaiblissement de la vision et des brouillards devant l'œil atteint. Le 15 avril, à *l'entrée*, on constate de l'œdème à la région temporale gauche.

Du côté de l'œil, œdème de la paupière supérieure qui cache presque entièrement le globe oculaire. Chémosis séreux prononcé, surtout à la partie interne de la conjonctive bulbaire. Les pupilles sont très dilatées et ne réagissent pas à la lumière. La cécité est absolue du côté gauche. Par la pression à l'angle interne de l'œil, on détermine une forte douleur sur le trajet du nerf nasal. Exophtalmie de l'œil malade, dont la tension n'est pas augmentée. En refoulant l'œil en arrière, on exaspère les douleurs.

Les mouvements sont très limités dans l'abduction. Les douleurs sont intenses. Du côté droit, rien d'anormal.

Le 16, tous les phénomènes ont augmenté : l'œil est complètement immobilisé ; l'œdème de la région temporale s'est étendu à la joue gauche.

On constate une dilatation des veines du fond de l'œil, une atrophie papillaire et une thrombose de la veine ophtalmique.

Le 17, l'œil droit est pris à son tour : chémosis séreux supérieur et inférieur, protrusion du globe, œdème palpébral. L'acuité visuelle s'affaiblit ; il y a des brouillards devant l'œil malade. Les mouvements se font mal et il y a un peu d'immobilisation. L'œdème est plus prononcé, mais il n'existe pas à droite. La température oscille entre 39° et 40°,4.

Les douleurs paraissent cependant s'être un peu calmées. Il n'y a pas de délire, pas de convulsions, pas de contractures, pas de troubles de la sensibilité, mais on constate un grand abattement, des mouvements de carphologie, une température qui aurait atteint 41°, de l'incontinence d'urine, et la malade meurt dans le collapsus le 18 avril au matin.

AUTOPSIE. — A l'ouverture du crâne, on ne constate rien d'anormal sur les hémisphères ; mais sur toute la base de l'encéphale, depuis les lobes antérieurs jusqu'au bulbe, on trouve une méningite suppurée. L'exsudat purulent comprime le chiasma des nerfs optiques, surtout à gauche. Les nerfs optiques, le chiasma et les bandelettes optiques sont injectés et ramollis. La glande pituitaire est transformée en une masse putrilagineuse, d'odeur fétide. Le *sinus caverneux* du côté gauche est rempli d'une bouillie verdâtre. Du sinus du côté droit on retire un caillot fibrineux d'un centimètre et demi environ : il présente des parties d'un rouge brunâtre. Les artères carotides sont saines, ainsi que les artères ophtalmiques, mais, dans cette masse séreuse, il n'a pas été possible de retrouver les veines ophtalmiques.

La *lame quadrilatère du sphénoïde* présente des lésions de carie d'une odeur infecte. Cette lame est considérablement amincie et sa partie centrale perforée ; tout autour l'os est rugueux, criblé de pertuis. C'est en somme cette carie qui a déterminé la méningite et la thrombose des sinus caverneux. Il n'y a pas de tubercules aux poumons. Les reins, d'aspect normal, ne présentent au microscope que des traces de congestion.

II. — Complications nerveuses de la sinusite sphénoïdale.

Dans ce chapitre, nous n'étudierons que les névrites des nerfs oculo-orbitaires bien isolés, c'est-à-dire où la manifestation nerveuse constitue toute la complication ou à peu près, et nous laisserons de côté les observations comme celles de Hasner, Reinhard, Braun, Nieden, Panas, etc., où il existait des lésions étendues de la base du crâne. Le plus célèbre de ces cas, c'est sans doute celui que Panas rapporta à la Société de chirurgie en 1873 (1). Il s'agissait d'un sujet de 39 ans, qui, atteint de rhinite chronique, présenta une double stase papillaire et mourut de méningite 15 jours après. A l'autopsie, on trouva une carie de la selle turcique et une méningite à la base. Nous allons donc passer en revue les troubles présentés par les lésions des divers nerfs, qui, étant en rapport avec le sinus sphénoïdal, se distribuent au globe oculaire et à l'orbite.

a) Nerf optique.

Tous les auteurs depuis Berger ont insisté à l'envi sur les rapports si intimes qui existent entre le nerf optique et le sinus sphénoïdal. Mais si la chose est absolument établie au point de vue anatomique, il n'en est pas de même au point de vue clinique ; tandis qu'une catégorie de praticiens (les oculistes) voient partout la sinusite sphénoïdale, d'autres (les rhinologistes) la diagnostiquent, hélas, trop rarement !

Berger et Kaplan admettent trois modes de propagation de l'inflammation sinusienne au nerf optique :

1° Propagation au canal osseux de l'ostéite qui affecte les parois du sinus ;

2° Au moyen de *déhiscences* siégeant au niveau du canal optique.

3° L'inflammation du sinus passe d'abord aux *méninges* et de là au nerf optique entouré de sa gaine méningée. Dans ce cas le nerf et ses gaines viennent pour ainsi dire s'étrangler contre son canal.

A ces mécanismes nous pourrions ajouter, comme nous l'a fait remarquer notre collègue Druault : *l'œdème de voisinage*. C'est ainsi que dans l'observation de sinusite qu'il a publiée avec Caubet (2), les cavités voisines des sinus malades étaient remplies de mucus clair « dû sans doute, disent-ils, à l'irritation

(1) PANAS, *Soc. de Chirurgie de Paris*, 5 nov. 1873.
(2) CAUBET et DRUAULT (*l. c.*).

de voisinage ». Si cette transsudation se fait au niveau du nerf optique, il pourrait être irrité par cet œdème contenant des toxines.

Le grand sujet de discussion c'est à propos de la *névrite rétro-bulbaire aiguë*. Du fait qu'on la voit survenir quelquefois à la suite d'un rhume ou d'un fort coryza, Berger s'est fait l'apôtre d'une théorie qui considère cette névrite (canaliculaire comme l'appelle Berger) comme la conséquence de l'extension de l'inflammation nasale à la muqueuse du sinus sphénoïdal. Il cite à son appui Hyrtl, qui aurait établi la disposition spéciale des nerfs passant dans des canaux osseux étroits à être affectés d'inflammation. Hock avait signalé dans cette névrite ou périnévrite rétro-bulbaire la douleur spéciale ressentie par le malade, quand on comprime l'œil en arrière. Les mouvements de l'œil seraient douloureux et il se produit de la douleur dans l'œil et dans le front. Au début, l'examen ophtalmoscopique est toujours négatif ; mais dans les cas avancés, on trouve les signes de la névrite optique. Le champ visuel est souvent rétréci, surtout en dehors ou en bas et en dehors. Toujours est-il que, quand on examine ces malades, par la rhinoscopie antérieure ou postérieure, on ne voit pas trace de pus dans le nez ou le pharynx. Le cathétérisme du sinus sphénoïdal échouant le plus souvent, est-on autorisé à ouvrir le sinus sphénoïdal de ces malades ?

Pour notre part, nous avons suivi un certain nombre de ces malades et nous sommes toujours resté dans le doute, s'ils avaient ou non une affection inflammatoire simple ou purulente de leur sinus sphénoïdal.

Mais tout cela n'est qu'hypothèse ! Si, au contraire, l'on ne veut citer que les cas absolument sûrs, on trouve leur nombre singulièrement diminué.

Dans la thèse de Nissl (1), l'on cite deux observations intéressantes ; une de Killian, où la carie des parois sphénoïdales avec dilatation concomitante du sinus avait produit de l'exophtalmie et par compression de l'atrophie du nerf optique ; une autre de Knapp, où il n'y avait que le côté gauche d'atteint, la papille était toute blanche et les artères rétrécies ; le sinus ouvert donnait une grande masse de pus.

____

(1) Thèse de Nissl, in Thèse Bertemès, p. 78,

STANCULEANU.

Une très jolie observation, c'est celle de de Lapersonne (1) :

Le nommé H. E..., 51 ans, se présente le 3 mai 1899 avec un œdème papillaire du côté gauche, des mieux caractérisés, sans lésion aucune du côté droit. La vision du côté gauche n'est cependant pas très mauvaise puisque V = 1/2 + 1,25 D, tandis qu'à droite V = 2/3. Mais le malade se plaint de quelques douleurs de tête du même côté et surtout il ne voit rien en dehors. En effet, nous constatons un rétrécissement très marqué du champ visuel en bas et en dehors. Dans tout le quart inféro-externe, le champ visuel ne s'étend pas à plus de 10°. Cet homme est bien portant et ne présente aucune manifestation syphilitique ou tuberculeuse, aucun symptôme de tumeur cérébrale, rien dans les urines.

Il attribue son affection à une attaque d'influenza qu'il a eue il y a trois mois, et qui paraît avoir été très légère. Cependant, il lui est resté un enchifrènement plus accusé à gauche qu'à droite, et il mouche une assez grande quantité de mucosités purulentes.

L'examen rhinoscopique, pratiqué par M. Gaudier, donne les résultats suivants : narine gauche plus large que la droite ; cornet moyen plus volumineux. Pus concret à la partie postérieure du méat moyen : très nettement en rapport avec l'ouverture du sinus sphénoïdal et le système des cellules ethmoïdales postérieures, ce qui se distingue facilement par la rhinoscopie postérieure.

La narine droite ne contient pas de pus. Rien du côté du sinus maxillaire et du sinus frontal.

Et M. de Lapersonne ajoute :

« Il s'agissait donc dans ce cas d'une rhinite infectieuse localisée à la partie postérieure et à laquelle avait pris part le sinus sphénoïdal, soit primitivement, soit secondairement. L'ouverture du sinus d'après la métho de de Zuckerkandl a donné lieu à un abondant écoulement de pus et le traitement méthodique, dirigé de ce côté, a permis de tarir assez vite cette suppuration.

« Malheureusement, nous n'avons pas eu d'aussi bons résultats du côté du nerf optique. Malgré les révulsifs, les injections de pilocarpine, l'iodure et le mercure qui ont été essayés, la névrite avec stase a continué sa marche : le rétrécissement du champ visuel ne s'est guère modifié ; mais dans la partie voyante l'acuité visuelle a progressivement baissé pendant que nous assistions, impuissants, à la décoloration et à l'atrophie papillaire. »

Dans la réunion de la *Société belge d'ophtalmologie* du 26 novembre 1899, Coppez et Lor (2) ont cité l'observation suivante :

(1) DE LAPERSONNE, Névrites optiques et sinusites sphénoïdales. *Arch. d'Opht.*, septembre 1899, p. 515.
(2) COPPEZ et LOR, *Ann. d'oculistique*, p. 141, 1899.

Jeanne I...., 22 ans, a perdu subitement la vue de l'œil droit. Elle compte les doigts excentriquement à 10 centimètres. Papille peu troublée ; quatre jours plus tard, papillite optique. Un rhino-laryngologiste, un spécialiste pour les maladies internes, un gynécologue ne découvrent rien de nature à expliquer le cas. On appliqua des sangsues à l'apophyse mastoïde, des frictions mercurielles, de l'iodure de potassium, une injection de pilocarpine. La vue remonta à un quart. Le champ visuel était rétréci en bas et en dehors ; la papille prit l'aspect atrophique d'un blanc sale. La malade disait que le matin quelque chose s'écoulait dans la gorge. On fit procéder à un nouvel examen ; les sinus frontaux et maxillaires étaient anormaux. Le cornet postérieur du côté droit a une glaire et un peu de pus desséché près de l'ouverture du sinus sphénoïdal et des cellules ethmoïdales postérieures. La malade refuse toute intervention ; les orateurs concluent à une affection du sinus sphénoïdal, cause de la névrite optique.

Dans la même séance, Nuël dit avoir observé trois cas de névrite unilatérale qu'il pourrait rapporter avec certaines restrictions à une affection du sinus sphénoïdal. Van Duyse croit avoir vu un cas après influenza. Gallemaerts a vu un cas guérir par les douches nasales.

Dans la thèse de Kaplan (*loc. cit.*), l'on trouve citées encore deux observations des lésions optiques qu'il attribue à des inflammations sphénoïdales.

L'une de Parinaud (1), où il survint de la cécité monoculaire à la suite d'un érysipèle accompagné de fièvre, céphalalgie violente, etc.

L'autre plus précise appartient à Horner (2).

Jeune fille de 15 ans présente de la céphalalgie depuis plusieurs mois, cécité subite de l'œil droit, exophtalmie, mouvements du globe oculaire limités, nerf optique blanchâtre. Morte de méningite deux mois après cécité.

Autopsie. — Carie dusphénoïde surtout prononcée au pourtour du canal optique droit.

b) Nerf oculo-moteur commun.

Nous avons insisté dans la partie anatomique sur les rapports

(1) Parinaud, *Recueil d'Ophtalmologie*, p. 716, 1879.
(2) Horner, in *Ein Wochenblätterf. Augen*, 1863.

si intimes qui existent entre l'oculo-moteur commun et la paroi latérale du sphénoïde, avant que ce nerf s'engage dans l'anneau de Zinn. Nous croyons que c'est à ce niveau que la troisième paire est touchée isolément dans les sinusites sphénoïdales. Les observations pathologiques de paralysie de la troisième paire dans le décours d'une sinusite sphénoïdale, sont pourtant bien rares.

Schech (1) en enlevant un polype du sinus sphénoïdal vit se produire une paralysie de l'oculo-moteur commun.

Hoffmann (2) relate l'observation d'un malade atteint de sinusite sphénoïdale gauche qui eut une paralysie de l'oculo-moteur commun gauche, se manifestant par du ptosis, la paralysie du droit supérieur et du droit interne, et du rétrécissement pupillaire. Il y avait en même temps une diminution très marquée de l'acuité visuelle (compte les doigts à 1m,50), mais pas de rétrécissement du champ visuel.

A la suite de l'intervention par la voie nasale, tous ces symptômes disparurent.

De Lapersonne (3) en 1898 signale un cas très intéressant.

Chez une femme de 22 ans, une sinusite maxillaire à marche aiguë s'accompagne de douleurs de tête violentes, du gonflement de la joue, de la paupière et même d'un léger degré d'exophtalmie, puis les phénomènes s'amendent, mais nous constatons de la diplopie et tous les signes d'une paralysie totale du moteur oculaire commun qui a été d'ailleurs passagère. Allions-nous admettre une action réflexe sur le tronc du nerf, les rapports anatomiques ne nous permettant pas d'expliquer l'effet direct de l'empyème de l'antre d'Highmore sur le moteur commun.

Ici, ce fut l'examen rhinoscopique qui nous fit comprendre la succession des phénomènes. L'obscurité du sinus maxillaire par l'épreuve de Heryng, l'épaississement du cornet inférieur et la présence du muco-pus dans le méat moyen démontraient bien la sinusite maxillaire, mais par l'examen rhinoscopique postérieur, fait avec soin, on constatait une nappe de pus dans la partie la plus reculée du méat. Ceci démontrait la coexistence d'une sinusite sphénoïdale et dès lors il était facile de comprendre la lésion du moteur commun.

(1) Schech, V· Réunion des laryng. de l'Allemagne du Sud à Heidelberg, 3 mai 1898, et *Berl. klin Woch.*, 27 juin 1898. Cité d'après Sieur et Jacob, p. 319.

(2) Hoffmann, 1898, 2e moitié, p. 628 in *Nagel*: Ein Fall von Empyem der keilbeinhöle mit Beteiligung der Orbita. S.-A. Verhandlung der deutsch. otolog. Gesellsch. Dresden, 1897.

(3) De Lapersonne, Quelques manifestations orbitaires de sinusites. *Archives d'Opht.*, juin 1898, p. 363.

A ces observations nous ajouterons une personnelle prise dans le service de notre maître Lermoyez, avec notre ami le Dr Nadoleczny.

OBSERVATION (personnelle). *Paralysie du moteur oculaire commun dans le décours d'une sinusite sphénoïdale.*

M. Pierre, âgé de 15 ans, se présente à la consultation rhinologique de l'hôpital Saint-Antoine, dans les premiers jours de février 1901, service du Dr Lermoyez, se plaignant d'un écoulement de pus par la narine droite et des troubles oculaires.

Le début des accidents remonte à trois mois, quand est survenu l'écoulement nasal, et un ou deux mois après l'œil droit présente subitement du ptosis et du strabisme externe.

En examinant son nez, on constate à droite que le cornet moyen est en dégénérescence œdémateuse, 2 polypes obstruent le méat moyen, on voit du pus sortir de l'infundibulum. Dans la bouche on trouve la carie de la deuxième prémolaire droite supérieure, absence de la première grosse molaire droite et carie pénétrante du collet de la deuxième grosse molaire droite.

L'éclairage montre
$$\begin{cases} \text{SFD} = \text{Grand, 1,2 obscur.} \\ \text{SFG} = \text{Grand, un peu plus clair.} \\ \text{SMD} = \text{Obscur, pupille obscure.} \\ \text{SMG} = \text{Clair, pupille claire.} \end{cases}$$

Quant à *l'examen oculaire*, à droite : ptosis assez accentué, déviation en dehors du globe oculaire, suppression des mouvements de l'œil en haut, en bas et en dedans avec diplopie croisée. La pupille droite est un peu plus dilatée que la gauche, insensible à la lumière. Conclusion : paralysie complète, périphérique de l'oculo-moteur commun droit.

En présence des signes rhinoscopiques présentés par le malade, on ponctionne le sinus maxillaire le 18 février, mais la ponction fut négative.

Le 19 février on enlève le cornet moyen droit avec l'anse froide et l'on voit les jours suivants une goutte de pus à l'entrée d'une cellule ethmoïdale antérieure ; le stylet mène dans une cellule nécrosée, d'où sort du pus en quantité notable.

Le 25 février : la queue postérieure du cornet moyen est enlevée avec l'anse froide, le reste est enlevé avec la pince de Grünwald.

Le 1er mars : la paroi antérieure du sinus sphénoïdal est bien visible, et le stylet pénètre par une ouverture, couverte partiellement par la tuméfaction de la muqueuse. Après avoir nettoyé cet endroit, on peut produire un nouvel écoulement provenant du sinus sphénoïdal, quand l'on penche la tête du malade en avant pendant une minute.

Le 6 mars : lavage du sinus sphénoïdal qui donne peu de pus ; le stylet trouve une résistance molle comme celle donnée par des fongosités. La paroi antérieure du sinus est détruite avec la pince de Grünwald. Le sinus est tamponné à la gaze iodoformée.

Le 7 mars : les cellules ethmoïdales près de l'hiatus semi-lunaire donnant toujours du pus sont ouvertes avec la pince de Grünwald.

Les jours suivants on continue l'ouverture du sinus sphénoïdal et des cellules ethmoïdales.

A la suite de ce traitement les symptômes oculaires se sont beaucoup améliorés; les mouvements des paupières sont plus faciles, et les images doubles se rapprochent.

On n'a plus revu le malade.

c) *Nerf moteur oculaire externe.*

Nous ne connaissons dans la littérature médicale comme faits à ranger dans cette rubrique que l'observation de Panas (1) de 1890, intitulée : Paralysie de la sixième paire avec paralysie du trijumeau d'origine nasale. Vu la rareté du fait, nous la donnerons presque *in extenso*.

Le malade dont il s'agit et qui est venu ce matin à la consultation externe est, comme vous avez pu le voir, un grand jeune homme de 25 ans, pâle, assez maigre, d'apparence lymphatique. Comme antécédents héréditaires, nous lui trouvons que sa sœur jumelle, avec laquelle il a vécu longtemps, est morte tuberculeuse; rien d'autre à noter. Quant à lui, pas de maladie importante avant l'affection qui l'amène ici : aucune maladie vénérienne.

Il se présente avec tous les signes d'une paralysie du muscle droit externe de l'œil du côté droit. L'œil est en strabisme interne et ne peut être ramené par un effort du malade qu'au niveau de la ligne médiane de l'orbite. La paralysie est donc en somme totale. Elle pourrait être jugée incomplète, si la pupille dépassait la ligne médiane, car le système des obliques, qui est abducteur, ne parvient pas à lui faire dépasser cette limite. Si l'œil ne pouvait se mouvoir jusqu'à la ligne médiane, c'est qu'il y aurait rétraction du droit interne antagoniste. Il faut toujours noter cette tendance à la rétraction, car elle indique pour la paralysie un autre processus pathogénique, et il faut faire intervenir ce facteur dans l'étude de la marche de la paralysie. La paralysie peut guérir, ou plutôt le muscle reprendre ses fonctions, sans que pour cela la déviation de la diplopie diminue sensiblement. C'est qu'ici l'on a affaire à des strabismes par rétraction, qu'une opération seule peut détruire, la ténotomie du muscle antagoniste, ce qui montre

(1) PANAS, *Progrès médical*, 20 décembre 1890. Leçon recueillie par M. Terson, interne du service.

bien son importance au point de vue du pronostic de la maladie.

On ne peut encore, dans notre cas, prévoir ces phénomènes. La maladie ne date que de trois semaines. Elle a été précédée de symptômes particuliers. La malade a eu, il y a deux mois, une éruption de zona thoracique du côté gauche. Depuis il y a eu, à plusieurs reprises, des crises de céphalalgie très intense, qui tendaient à se localiser dans toute la partie droite et postérieure de la tête. Enfin, il présente une anesthésie de la face limitée à la partie droite. Elle se trouve sur les parties innervées par le trijumeau, de ce côté l'anesthésie a débuté par la moitié droite de la lèvre inférieure, les gencives et les dents de ce côté, le malade croit brisé en deux le verre qu'il porte à sa bouche. La partie supérieure de la face est moins atteinte; le front et la paupière supérieure sentent encore légèrement. Enfin, si l'on fait ouvrir la bouche au malade, on constate que la moitié droite du voile du palais et de la langue est anesthésiée. Le pharynx a conservé sa sensibilité.

Il nous faut entrer profondément dans l'étude anatomique et physiologique de ces diverses localisations de la paralysie sensitive.

Nous voyons d'abord que la branche inférieure du trijumeau droit est prise et même la plus fortement prise. Or, nous savons qu'elle se compose d'une branche motrice, qui ici n'est pas malade, puisque les muscles masticateurs sont intacts et fonctionnent bien, et d'une branche sensitive. La branche sensitive traverse le ganglion de Gasser, tandis que la branche motrice passe au-dessous, sans y mêler ses fibres. Puisqu'ici la branche sensitive est seule prise, nous sommes obligés d'admettre que la lésion est située plus en arrière, et en dessus, que le trou ovale. Sans cela, les deux branches seraient lésées ensemble. La lésion porte donc sur un point où elles sont séparées, soit vers le ganglion de Gasser, soit beaucoup plus loin, vers les origines protubérantielles de la racine grise.

Le voile du palais est hémi-anesthésique : nous savons qu'il est innervé sensiblement par les filaments provenant du ganglion sphéno-palatin de Meckel, nerfs palatins venant en dernière analyse du nerf maxillaire supérieur qui, on le sait, est pris aussi.

La branche de Willis n'est pas complètement privée de sensibilité. D'abord la cornée droite est bien sensible : les filets sensitifs qui lui arrivent, après avoir traversé le ganglion ophtalmique, sont donc indemnes. Quant aux branches de bifurcation du nerf nasal, elles sont fort diminuées dans leur pouvoir sensitif, et en particulier l'aile du nez et le lobule, où s'épanouit le nerf naso-lobaire, sont insensibles. Nous avons vu que la peau du front et la paupière supérieure sont hypo-esthésiques. Les trois branches du trijumeau sont donc atteintes à des degrés divers : la sensibilité est abolie, au point de vue du tact, de la douleur, de la chaleur et du froid. Ce sont là de vraies lésions localisées; elles n'ont pas les caractères de dissociation si fréquents dans les troubles hystériques. Le malade ne présente du reste aucun symptôme de ce genre.

Signalons enfin l'anosmie complète de la narine droite seule, puis de la surdité de l'oreille gauche. Les autres nerfs crâniens sont intacts. La troisième paire possède toutes ses fonctions iriennes et accommodatives. Nous sommes donc en présence de lésions essentiellement localisées, indépendantes des noyaux centraux, ainsi que le prouve la non-participation des branches de l'oculo-moteur commun. La coexistence de la paralysie de la sixième paire avec l'anesthésie de la cinquième nous ramène nécessairement à admettre que la lésion doit se trouver au niveau de la base du crâne, au point où ces deux nerfs se rapprochent le plus, sur les côtés de la selle turcique, vers le sommet du rocher.

A quoi pouvons-nous avoir affaire? Y a-t-il là un néoplasme? Au niveau de la base du crâne on trouve, par ordre de fréquence, le sarcome, le syphilome, le tubercule, les autres productions localisées (anévrysme, hydatides) sont rares et rien ne doit y faire penser ici.

Il nous faut d'abord écarter la syphilis dont nous ne trouvons aucune trace chez notre malade. Celui-ci n'est guère à l'âge du sarcome qui s'observe surtout avant la puberté. Devons-nous croire à du tubercule? Il est possible dans notre cas. Les poumons ne présentent rien de suspect, il est vrai, mais la tuberculose de la sœur du malade et sa propre constitution donneraient quelques présomptions. Je dois vous dire que néanmoins tel n'est pas le diagnostic que je porterais. En examinant à fond le malade, j'ai remarqué chez lui une affection des fosses nasales qui me paraît être l'origine première de tous ces accidents. J'ai vu dans ces dernières années plusieurs malades de ce genre. Chez l'un d'eux, atteint d'une ozène des plus intenses, mort avec phénomènes de névrite optique et des troubles méningitiques très graves, nous trouvâmes à l'autopsie une carie du sphénoïde, provenant par continuité de tissu de l'affection des fosses nasales. Il a paru récemment, en Allemagne, quelques travaux spéciaux sur les ostéo-périostites de la base, d'origine nasale, et sur leur retentissement aux méninges. Récemment, j'observais un personnage étranger, atteint d'amblyopie, sans lésions ophtalmoscopiques. Cette absence de signes ophtalmoscopiques me fit soupçonner des troubles cérébraux à venir, dont je ne pouvais préciser la cause, étant donnée l'absence de syphilis et de toute autre diathèse. Trois mois après survinrent de l'hébétement, des maux de tête et de l'hémianopsie temporale, qui cédèrent à un traitement mercuriel intensif et à l'application d'un large vésicatoire en calotte au-dessus de la tête. Seule l'amblyopie persiste encore. Après bien des recherches étiologiques du complexus morbide, je me suis arrêté, avec mon collègue le professeur Bouchard, à l'idée d'une méningite de la base ayant eu pour point de départ un coryza chronique.

Dans le cas qui nous occupe, le malade est atteint d'*ozène* depuis des années. Il en a tous les signes, embarras de la respiration nasale, croûtes sanguinolentes, anosmie, œdème fétide caractéristique. Nous savons, de plus, qu'il a éprouvé à plusieurs reprises des maux de tête violents vers la région temporale, à droite, et il a des phénomènes paralytiques et anesthésiques que nous sommes conduits à localiser à la base du crâne, au voisinage du ganglion de Gasser et du point précis où le nerf de la sixième paire contourne le sommet du rocher. Il n'est pas jusqu'au zona croisé comme toutes les lésions nerveuses du tronc et des membres qui se rapporte à cette localisation nerveuse. L'anosmie est d'ordre local et tient à l'ozène plus marquée à droite qu'à gauche. De même la surdité à gauche résulte du catarrhe de la trompe d'Eustache, complication commune des pharyngo-rhinites chroniques. Le fait que ce malade entend très bien le bruit d'une montre appliquée contre l'oreille et les os du crâne exclut l'idée d'une lésion du nerf acoustique gauche.

En résumé, chez notre malade, l'origine des accidents résulte d'une phlegmasie infectieuse de la base par propagation. La porte d'entrée est constituée par ses fosses nasales et particulièrement le *sinus sphé-noïdal droit* dont la topographie jointe à la minceur de ses parois osseuses suffit à expliquer le siège de la lésion.

Notre ami le Dr Mahu nous a communiqué aussi une observation très intéressante.

Il a soigné une jeune fille de 10 ans pour un écoulement purulent des fosses nasales et du cavum. En même temps que des phénomènes généraux graves survint du strabisme convergent de l'œil droit. Le Dr Mahu trouve à l'examen rhinoscopique un pus abondant très lié venant du cavum rétro-pharyngien, il y avait en même temps du pus dans le méat moyen droit.

On pensa à un foyer intracérébral ayant son point de départ dans une suppuration du sinus sphénoïdal droit. Mais pendant ce temps, à la suite des lavages rétro pharyngiens du Dr Mahu, un mieux considérable se produisit et l'intervention projetée sur le sinus sphénoïdal fut ajournée. Le strabisme a disparu et tous les phénomènes d'irritation méningée avec.

Le Dr Mahu pense qu'il s'était agi des symptômes de méningisme provoqués par la rétention du pus dans la cavité du sinus sphénoïdal droit.

d) Maxillaire supérieur.

Nous avons vu plus haut l'intéressante observation de Panas où, en plus de la paralysie de la sixième paire, il y avait en même temps une paralysie du trijumeau. — Le maxillaire supérieur

peut être atteint soit dans son trajet intracranien, quand le
sinus sphénoïdal envoie un prolongement latéral dans les grandes
ailes et la base de l'apophyse ptérygoïde, soit dans l'arrière-
fond de la fosse ptérygoïde ou enfin dans son passage par le trou
grand rond.

Rouge (1) a publié il y a déjà longtemps la relation d'un cas
où la névralgie sous-orbitaire avait fait admettre une sinusite
maxillaire, pour laquelle l'individu fut trépané; mais l'autopsie
démontra qu'il s'était agi d'une affection chronique du sinus
sphénoïdal avec destruction de la paroi.

Bertemès cite encore une observation de Schæffer où il existait une névralgie sous-orbitaire droite intense, Auparavant il y
en avait une du côté gauche; on avait mis tout en œuvre pour la
guérir, on avait même réséqué le nerf sous-orbitaire. La cause
résidait dans une sinusite sphénoïdale droite très ancienne, la
paroi inférieure étant déjà nécrosée. La névralgie céda au traitement de la sinusite.

Grünwald cite deux faits personnels où il nota des complications du côté du *ganglion de Meckel*. Dans l'un des cas, enlevant
la paroi antérieure du sinus, il provoqua, en touchant le côté inféro-externe du ganglion de Meckel, des douleurs intenses dans le
front, l'œil et les dents du côté correspondant. Dans un autre
cas, après une opération pratiquée sur le sinus sphénoïdal, le
patient accusa une sensation de fourmillement dans la face et il
remarqua une diminution de la sensibilité partant de la région sourcilière jusqu'à la lèvre supérieure du côté correspondant.

III. — Marche et Pronostic.

La marche et le pronostic seront différents suivant que l'on
aura affaire à une grave complication évoluant d'une façon *aiguë*
et aboutissant très vite à la méningite ou qu'il s'agira d'un
empyème chronique ayant donné naissance à une névrite localisée
à tel ou tel tronc nerveux.

Dans tous les cas, le pronostic est très mauvais pour la com-

(1) ROUGE, *Union médicale*, 1872.

plication orbito-oculaire en elle-même, et la signification qu'elle a la plupart du temps : *carie des parois du sphénoïde*, donnant naissance tôt ou tard à une complication intracérébrale.

IV. — Diagnostic.

Extrêmement *difficile*. On devra y penser chez des individus atteints depuis longtemps de pharyngite sèche, crachant des croûtes brunâtres, fétides, souffrant de fortes douleurs occipitales et rétro-oculaires. Pour asseoir un diagnostic sûr, il faut, par l'examen rhinoscopique, voir sortir du pus de la cavité sphénoïdale.

Rarement la cavité nasale est assez large, par atrophie des cornets, pour apercevoir le pus couler de l'ostium sphénoïdal. La plupart du temps, on enlève le cornet moyen et l'on essaye de cathétériser le sinus par son orifice naturel. On pousse le stylet obliquement en haut et en arrière le long de la cloison ; à 7 ou 8 centimètres de l'orifice des narines, on abaisse la main et l'on cherche en tâtonnant l'ostium. Mais, la plupart du temps, le diagnostic se fait par la ponction de la paroi antérieure du sinus sphénoïdal.

V. — Traitement.

En dehors des cas tout à fait exceptionnels, on aborde le sinus sphénoïdal par trois voies :

a) Voie nasale (Zuckerkandl, Schaeffer). — Étant données la difficulté de cathétériser le sinus sphénoïdal et l'insuffisance du traitement médical par les lavages ; étant donnée la gravité des complications signalées plus haut, il faut d'emblée recourir à un traitement plus radical. On enlève d'abord le cornet moyen à l'aide de l'anse ou de la pince coupante, puis, avec un stylet ou une curette, on trépane la paroi antérieure du sinus sphénoïdal ; les jours consécutifs, il est pratiqué des lavages, des attouchements au nitrate d'argent et au chlorure de zinc et enfin des tamponnements à la gaze iodoformée de la cavité sinusale.

b) Voie du sinus frontal. — Jansen (1893), après avoir ouvert le sinus frontal par la voie orbitaire, réséquait une grande partie de la paroi inférieure ainsi que le rebord orbitaire de l'os frontal ; il entrait de là dans les cellules ethmoïdales et à travers elles arrivait jusqu'au sphénoïde.

c) Voie du sinus maxillaire. — Proposée par Jansen, en 1897, au Congrès de Moscou, a été suivie par cet auteur dans des cas d'empyème combiné des cavités accessoires. Il ouvre le maxillaire malade et, à travers les cellules ethmoïdales, aborde la paroi antéro-externe du sinus sphénoïdal. Notre ami Furet, de propos délibéré, trépane le sinus maxillaire sain pour arriver sur le sphénoïde. Il conclut, dans son rapport à la Société française de laryngologie (1900), à la supériorité de la voie maxillaire.

CHAPITRE III

I. — Description morphologique.

DÉVELOPPEMENT

Les sinus frontaux apparaissent à la fin de la première année. Steiner a montré (1876) qu'ils se formaient par l'invagination des cellules ethmoïdales, entre les deux tables du frontal.

C'est la partie supérieure du premier méat ethmoïdal, délimité par l'unciforme en avant et la bulle ethmoïdale en arrière, qui constitue le sinus frontal, tandis que la partie inférieure de ce même méat formera le sinus maxillaire.

Cette opinion, très combattue au moment où elle fut émise, est adoptée actuellement par tous les auteurs, à la suite des recherches de Killian, de Hartmann, de Tissier (1) et Mouret.

La cellule ethmoïdale qui formera le sinus frontal est différente suivant les cas : tantôt c'est une cellule de la gouttière unciformo-bullaire, et tantôt une cellule voisine ; quelquefois, enfin, plusieurs cellules ethmoïdales s'insinuent dans l'épaisseur de l'os frontal, donnant naissance aux sinus frontaux doubles ou même triples.

Quand l'on examine des crânes de jeunes sujets, on ne distingue pas trop bien la *cellule ethmoïdo-frontale* des autres cellules ethmoïdales ; et ce n'est qu'entre 15 et 20 ans que le sinus frontal acquiert son développement définitif.

(1) Tissier, De l'individualité du système ethmoïdal. *Annales de lar.*, février 1899, p. 168.

MORPHOLOGIE

Ainsi, chaque sinus frontal représente une cellule ethmoïdale qui a envahi l'os frontal, ayant une forme de pyramide triangulaire, séparé de celui du côté opposé par une cloison médiane. Il nous présente à considérer trois parois : une antérieure ou cutanée, la deuxième postérieure ou cérébrale, la troisième infé-

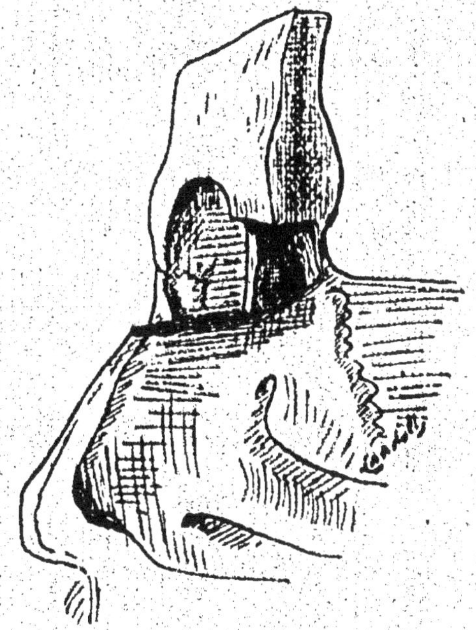

Fig. 6. — Petit sinus frontal orbitaire (M. Landolt).

rieure ou orbito-nasale et un orifice de communication avec les fosses nasales. L'os frontal contenant le sinus repose en bas sur le maxillaire supérieur, les os du nez, l'unguis et surtout l'ethmoïde, dont les rapports avec le sinus frontal sont des plus variables et des plus intéressants.

On rencontre des sinus frontaux de différentes dimensions :

a) Le type *moyen* serait un sinus logé dans l'angle supéro-interne de l'orbite, s'étendant dans le sens transversal de 3 centimètres et dans le sens antéro-postérieur de 2 centimètres, ayant une capacité de 4 centimètres cubes.

b) Quelquefois le sinus frontal est très petit, et alors il cor-

respond à l'angle supéro-interne de l'orbite sur une étendue de
1 centimètre carré ; de forme ovale, il est alors compris entre le
maxillaire supérieur, l'unguis et l'os planum. D'après les
recherches de Lothrop (1) (portant sur 250 sinus), une proportion
de 3 p. 100 de ces sinus ne s'étend pas du tout dans la portion
verticale de l'os frontal. Sieur et Jacob (loc. cit.), sur 18 têtes
prises au hasard, ont trouvé cette disposition trois fois. Il s'agit
toujours dans ces cas, soit d'un épaississement de l'os frontal,
soit d'un envahissement du frontal par les cellules ethmoïdales.
Nos recherches cadavériques faites sur une quarantaine de sujets
concordent avec celles de Sieur et Jacob ; tandis que dans la
pratique on trépane plus souvent des sinus moyens ou des grands
sinus. On peut expliquer ceci par le fait que les petits sinus à
parois épaisses s'infectent plus rarement et leurs parois se lais-
sent moins détruire par le pus.

c) Plusieurs auteurs avaient signalé depuis longtemps l'*absence du sinus frontal* (Bartholin, Haller, Lieutaud, Hyrtl). Pour
Bouyer (Thèse, Paris, 1859), ils manquent dans 4-5 p. 100 des
cas. Poirier (2) sur 30 sujets ne les a pas trouvés deux fois de
chaque côté. Sur 23 sujets examinés par Alezais (3), ils man-
quaient deux fois. Quand un sinus frontal manque, l'autre est
très petit, logé tout entier dans l'angle supéro-interne de l'orbite.

A côté de ces cas, on doit citer Lothrop qui, sur 250 sujets, n'a
jamais constaté l'absence du sinus frontal, et Sieur et Jacob qui,
sur 150 sujets, ont toujours trouvé un sinus frontal, si petit
soit-il.

Sur 40 têtes, nous avons recherché l'absence du sinus
frontal, et nous sommes restés plusieurs fois à nous demander
si telle cellule sise vers l'angle supéro-interne de l'orbite était
une cellule ethmoïdale ou un petit sinus frontal orbitaire.

d) Contrairement au cas des petits sinus, l'on doit particulièrement étudier les *grands sinus*, qui s'élèvent de 50 millimètres
en avant sur la ligne médiane, s'étendant en arrière jusqu'à la

(1) Lothrop Howard. The anatomy and surgery of the frontal sinus and
anterior ethmoïdal cells. *Annals of Surgery*, 1899. In Grasso, *Le malattie
oculari in rapporto a quelle delle cavità nasali dei Seni della Faccia e del
Cranio*, Turin, 1901.

(2) Poirier, *Anatomie médico-chirurgicale*.

(3) Alezais, *Association française pour l'avancement des sciences*, Mar-
seille, 1891.

partie moyenne de la lame criblée, transversalement dédoublant tout le toit de l'orbite. Plus rarement ces sinus envoient des prolongements dans l'apophyse Cristagalli et même dans l'ethmoïde.

c) Cloisonnement des sinus frontaux. — Les deux sinus frontaux sont séparés par une *cloison médiane*, qui se dévie le plus souvent dans sa partie supérieure, ce qui explique que dans la trépanation frontale, l'on a ouvert quelquefois le sinus du côté

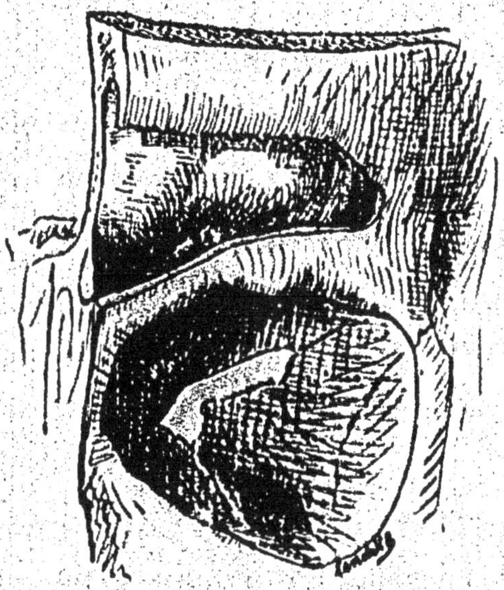

FIG. 7. — Grand sinus frontal dédoublant la voûte orbitaire (M. Landolt).

opposé à la lésion. — Alezais a noté que dans le tiers des cas seulement la ligne médiane correspond à la suture médio-frontale. C'est la même constatation qu'ont faite Sieur et Jacob et nous-même.

La communication entre les deux cavités sinusales est plutôt rare. Sur 180 sujets examinés à ce point de vue, Lothrop constate seulement cette communication dans deux cas. Dans un de ces cas, il n'y avait pas du tout de cloison médiane, du côté gauche il n'y avait pas d'ostium frontal; l'orifice du côté droit servait de débouché commun aux deux cavités. — Nous avons trouvé une fois cette disposition; il y avait une large communication entre les deux sinus frontaux et un seul canal naso-frontal. Très souvent la communication est d'ordre pathologique.

Contrairement à ces cas, les deux sinus sont subdivisés plus ou moins complètement par des cloisons anormales. Nous étudierons plus loin la division complète constituant des sinus frontaux doubles ou triples.

Beaucoup plus souvent on a des *cloisonnements incomplets* par des lames parallèles à la cloison principale, des cloisons internes implantées sur la médiane, enfin des cloisons dans l'angle externe. Nous avons constaté fréquemment l'existence de ces dernières. Une fois nous avons trouvé une division presque complète du sinus par une lame horizontale qui, partant de l'angle externe, le traversait presque tout entier.

f) Sinus front aux supplémentaires. — Étant donné que le sinus frontal n'est autre chose qu'une cellule ethmoïdale logée dans l'épaisseur de l'os frontal, et la variabilité de développement des cellules ethmoïdales, on peut prévoir que dans certains cas une ou plusieurs de ces cellules ethmoïdales constituent de véritables sinus frontaux supplémentaires. Benjamin Anger en signale un cas dans son traité, de même Suarez de Mendoza (1).

Mais c'est Mouret (2), de Montpellier, qui a le mieux étudié cette disposition. Il en a trouvé, au cours des infatigables recherches qu'il poursuit depuis plusieurs années, sur l'anatomie des sinus, un certain nombre de fois ; il en a élucidé les points de grande importance qui s'y rattachent. Il s'est demandé tout d'abord laquelle des deux cavités accolées mérite le nom de sinus frontal supplémentaire. Son avis est qu'il faut appeler sinus frontal principal la cavité qui, sortant de l'ethmoïde, se développe directement dans le front et sera ainsi la plus antérieure, et sinus frontal supplémentaire la cavité qui sera placée en arrière du précédent, à la sortie de l'ethmoïde.

Le sinus supplémentaire peut être développé seulement dans la paroi orbitaire, séparé du front par le sinus principal. Il peut aussi contourner le sinus frontal et se développer en dehors et à côté de lui, dans l'épaisseur du front.

Sur 80 pièces, Mouret a rencontré 7 sinus supplémentaires très

<hr>

(1) Suarez de Mendoza, *Archives internationales de Laryngologie*, 1900.

(2) J. Mouret, Rapports du sinus frontal avec les cellules ethmoïdales, in *Revue de Mouro*, 16 novembre 1901.

grands ; dans un cas, le sinus frontal supplémentaire était cinq fois plus grand que le sinus principal, alors que d'habitude c'est l'inverse. C'est presque toujours aux dépens de la bulle frontale postérieure que ces sinus frontaux se développent.

La question capitale qui se pose, c'est de pouvoir au cours d'une trépanation pour sinusite frontale diagnostiquer cette cavité supplémentaire.

Or, Mouret a donné un point de repère très précieux pour reconnaître cette cavité : à l'état normal, les parois inférieure et

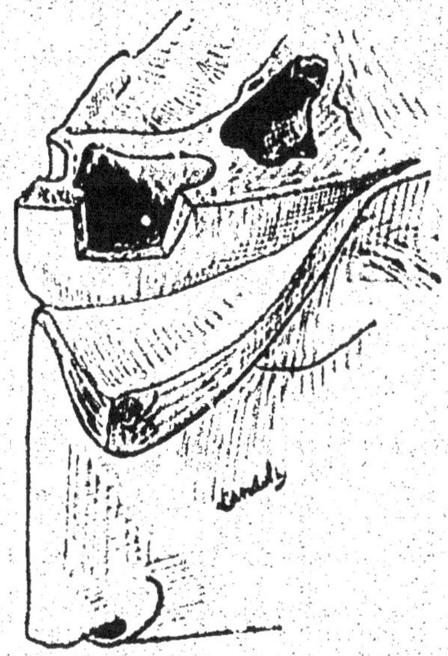

Fig. 8. — Sinus frontal double (M. Landolt).

postérieure du sinus frontal se réunissent, constituant un angle qu'il a appelé : *cérébro-orbitaire*. Si cet angle est transformé en une paroi plus ou moins haute mais bien nette, on peut presque à coup sûr diagnostiquer la présence d'un sinus frontal supplémentaire en arrière du sinus principal. La longueur de cette paroi indique l'étendue de la cavité supplémentaire dans l'épaisseur de la voûte orbitaire. Au cours d'une trépanation, si l'on trouve cette paroi, on doit, d'après Mouret, l'abattre ; et il faut — pour être sûr de ne pas pénétrer dans la cavité crânienne — attaquer sa paroi antérieure immédiatement en arrière de l'orifice du sinus. Mouret rappelle que c'est, au fond, ce que fait Luc pour agrandir le canal fronto-nasal après curetage du sinus. Une fois cela fait, on peut, en introduisant un stylet mousse dans la brèche que l'on vient de créer, sonder la profondeur à laquelle s'étend la bulle ou le sinus supplémentaire derrière l'angle cérébro-orbitaire plus ou moins transformé en paroi. Si le stylet recourbé ne s'enfonce pas du tout, il sera sage de s'abstenir; mais s'il s'enfonce en dehors dans l'épaisseur de la paroi orbitaire, derrière la paroi intersinusienne, on pourra en toute sécurité agrandir la brèche déjà faite.

g) Muqueuse. — La muqueuse est constituée d'une couche profonde formée par le périoste et le tissu conjonctif, et d'une couche dermo-épithéliale. Nombreuses glandes à mucus donnant naissance à des kystes. Les *artères* viennent de la sphéno-palatine et de l'ethmoïdale antérieure, les *veines* vont se déverser dans la sphéno-palatine et les ethmoïdales, la veine ophtalmique, la veine sus-orbitaire, la veine frontale ou même dans le sinus longitudinal supérieur.

Panas (1) a décrit dans sa thèse inaugurale l'existence de fins pertuis dans l'os, formés par le passage des veines, et grâce auxquels on explique la production des abcès circumvoisins sans perforation osseuse.

Kuhnt (2) fait jouer un grand rôle, dans les perforations pathologiques des parois sinusales, aux plus ou moins gros troncs veineux qui traversent les parois; car il a rencontré fréquemment les perforations osseuses dans ces endroits. Ces points sont; à la paroi inférieure, un point exactement situé dans l'angle supéro-interne de l'orbite, un peu en arrière et au-dessous de la fovea trochlearis, et un second point de 5 à 10 millimètres derrière l'incisure sus-orbitaire; dans les grands sinus, un troisième point se trouve à l'union du tiers moyen et latéral du toit orbitaire.

A la paroi antérieure, les perforations se font dans la moitié interne de l'arcade sourcilière; on les a aussi trouvées sur la glabelle ou sur la tubérosité frontale.

Les *lymphatiques* n'ont pas encore été étudiés. Les *nerfs* viennent du nasal externe.

(1) PANAS, Thèse Inaugurale, Paris, 1860.
(2) H. KUHNT, *Ueber die Entzundlichen Erkrankungen der Stirnhöhlen*, 1895, p. 211.

II. — Étude sommaire des parois.

Paroi antérieure. — La paroi antérieure du sinus frontal ou face chirurgicale est limitée, dans la plupart des cas, en dehors par une verticale qui passerait à 2 centimètres en dehors de la ligne médiane, et en haut par une ligne courbe à concavité inférieure réunissant par leur milieu les deux arcades sourcilières, et coupant la suture médio-frontale à 2 ou 3 centimètres au-dessus de l'épine nasale (Sieur et Jacob). Mais dans les cas des petits sinus, il n'y a pas de face antérieure sinusale.

Nous avons noté plus haut que Lothrop, en faisant des recherches sur 250 sinus, a trouvé que dans 3 p. 100 des cas il n'y avait pas de face antérieure. Sieur et Jacob, sur 69 sinus appartenant à 37 sujets différents (âgés de 35 à 70 ans), ont constaté ce qui suit pour la paroi antérieure :

Vingt-deux sinus étaient limités à l'angle supéro-interne de l'orbite, et n'avaient aucun rapport avec la paroi antérieure du frontal (31,8 p. 100) ; 47 avaient avec la paroi antérieure du frontal des rapports plus ou moins étendus ; tous répondaient à la partie de la bosse fronto-nasale située immédiatement au-dessus de la racine du nez et limitée : en dedans par la suture médio-frontale, en dehors par le bord interne de l'orbite, en bas par la suture fronto-nasale, et en haut par une ligne horizontale menée de l'échancrure sus-orbitaire à la rencontre de la suture médio-frontale.

Par conséquent, pour ces auteurs, le sinus frontal n'a aucun rapport avec la face antérieure du frontal une fois sur trois. En trépanant par cette voie, on pénètre dans le crâne au lieu de pénétrer dans le sinus.

D'autre part, sur les 47 cas qui présentaient des rapports avec la région frontale, 8 empiétaient de 5 à 15 millimètres sur le côté opposé.

Les mêmes auteurs insistent, avec juste raison, sur les erreurs que l'on est exposé à commettre de par ces dispositions, en éclairant ou trépanant le sinus frontal par la voie antérieure.

Paroi postérieure. — La paroi postérieure ou crânienne est très mince, formée d'une épaisseur d'un millimètre d'os compact. Sa minceur et les nombreux vaisseaux et lymphatiques qui la perforent expliquent suffisamment les complications méningitiques, qui surviennent de temps à autre dans le décours des sinusites frontales.

PAROI INFÉRIEURE (orbito-nasale). — Elle se compose de deux parties : une partie interne naso-ethmoïdale et une partie externe orbitaire.

A) *Paroi naso-ethmoïdale*. — Nous décrirons dans cette partie naso-ethmoïdale une portion nasale et une portion orbitaire.

a) La *portion nasale* forme la partie antérieure du toit des fosses nasales, constituée la plupart du temps presque complètement par la voûte des cellules ethmoïdales. Pourtant, quand la bulle ethmoïdale est très postérieure, le sinus frontal présente une partie nasale ayant une forme quadrilatère à étendue transversale de 5 à 10 millimètres et antéro-postérieure de 2 à 2 1/2 centimètres. Dans un de ses angles postérieurs : postéro-interne ou postéro-externe, se trouve l'orifice supérieur du canal naso-frontal. Schaeffer (1) avait proposé la ponction du sinus frontal par son plancher, mais cette opération est incertaine et très dangereuse ; témoin le malheureux cas de Mermod (2), d'Yverdun.

b) Pour la *portion ethmoïdale*, l'étendue et les dimensions des cellules ethmoïdales qui envahissent le sinus frontal sont variables ; quelquefois elles forment des petites saillies qui rendent le plancher sinusal irrégulier, d'autres fois s'adossent au sinus frontal qu'elles étranglent, se disposant avec lui comme des canons de fusil adossés. On a ainsi des sinus frontaux doubles ou triples ; au point de vue embryologique, cela a peu d'importance, étant donnée l'origine ethmoïdale du sinus frontal, mais cette disposition a un rôle important dans la pathologie sinusienne.

Zuckerkandl a montré que les cellules ethmoïdales peuvent envahir le sinus frontal de la façon suivante :

1° La bulle ethmoïdale remonte le long de la paroi postérieure du sinus ;

2° L'extrémité dilatée d'un hiatus fermé en avant s'avance en forme de bulle ;

3° La partie antérieure de l'unciforme et de l'aggernasi contient une cavité pneumatique.

---

(1) SCHAEFFER Zur Diagnose u. Therapie der Erkrankungen der Nebenhöhlen der Nase, 1890.
(2) MERMOD, Ann. de Laryngologie, 1898.

Nous avons traité plus haut la question des sinus frontaux supplémentaires ; ce ne sont, comme nous venons de le dire, que des cellules ethmoïdales très développées.

c) Il nous reste à décrire le *canal naso-frontal*.

Le sinus frontal débouche tantôt dans la partie profonde (externe) de la gouttière unciformo-bullaire et tantôt dans sa partie superficielle, interne, médiale. Beaucoup plus rarement dans la gouttière rétro-bullaire ; enfin il peut s'ouvrir en plein milieu des cellules ethmoïdales. Quelquefois il n'existe en ce point qu'un large orifice à grand axe antéro-postérieur ; d'autres fois nous avons vu un vrai canal : le canal naso-frontal.

Selon Hartmann, ce serait le développement des cellules ethmoïdales antérieures qui créerait le canal naso-frontal : quand elles ne sont pas développées, il n'y a pas de canal. Hajek ramène sa formation à la mise en contact de la partie supérieure de la lamelle de la bulle ethmoïdale avec l'apophyse unciforme, lorsque cette lamelle vient surplomber et toucher l'apophyse unciforme, formant ainsi un véritable canal. D'autres fois, il est formé grâce à un fendillement cellulaire du prolongement du cornet moyen, recouvrant la gouttière unciformo-bullaire. Enfin le cornet moyen osseux, dans quelques cas, forme la limite postérieure du canal naso-frontal et se comporte comme la lamelle de la bulle dans les autres cas : c'est un exemple de la production d'un véritable conduit naso-frontal sans la participation des cellules ethmoïdales antérieures.

Le canal naso-frontal a ordinairement une longueur de 2 centimètres, un diamètre transversal de 3 ou 4 millimètres ; aplati transversalement, il se dirige de haut en bas, de dehors en dedans et d'avant en arrière. Son cathétérisme, imaginé en 1887 par Jurasz, qui eut beaucoup de vogue à ce moment, est actuellement un peu délaissé. La direction du canal naso-frontal continue la direction de la gouttière unciformo-bullaire, de telle façon que le pus venant du sinus frontal chemine le long de la gouttière et va infecter le sinus maxillaire, produisant ainsi fatalement le complexus morbide : sinusite fronto-maxillaire ; une sinusite chronique frontale pure étant une affection absolument rare.

III. — Paroi orbitaire (paroi ophtalmologique).

1° PAROI OSSEUSE

Elle se présente sous une forme triangulaire à base antérieure, répondant à la moitié interne du rebord orbitaire, à sommet postérieur. s'étendant à une distance variable vers le fond de l'orbite ; dans quelques cas, on l'a vue arriver jusqu'à la petite aile du sphénoïde. Sa face supérieure est convexe, rugueuse, criblée de petits pertuis ; sa face inférieure concave et lisse est en rapport avec le globe oculaire. Voûtée vers le haut, surtout en avant où le rebord orbitaire proéminent fait paraître plus prononcée la courbure, elle est délimitée à sa partie antérieure par le rebord orbitaire. Ce dernier présente à 15 millimètres en moyenne, en dehors de l'angle supéro-interne de l'orbite, une échancrure souvent convertie en trou par un pont osseux : c'est l'*échancrure* ou le *trou sus-orbitaire* livrant passage aux vaisseaux et nerfs sus orbitaires.

A 5 ou 6 millimètres en dessous du rebord orbitaire supérieur et à 1 millimètre ou 1 1/2 millimètre derrière le rebord antérieur de la face interne de l'orbite se trouve une petite fossette : *fovea trochlearis* pour l'insertion de la poulie du muscle grand oblique. Cette fossette présente dans son grand axe un diamètre de 2 à 3 millimètres ; elle est limitée en arrière quelquefois par une petite épine : *spina trochlearis*. La fossette manque quelquefois ; mais ce qui manque encore le |plus souvent, c'est la spina trochlearis.

Sur 102 sujets, Merkel et Kallius (1) ont noté une fovea trochlearis des deux côtés dans 80 cas, une spina trochlearis des deux côtés 7 fois seulement.

Vers la limite externe de la lamelle orbitaire du frontal, on trouve des porosités (*cribra*) qui sont plus fréquentes chez les nègres et les Malais (Welker).

La paroi orbitaire du sinus frontal est d'une minceur extrême, « un coup d'ongle suffit à la défoncer », dit Poirier. C'est pourquoi

<hr>

(1) MERKEL et KALLIUS, in GRAEFE-SAEMISCH, *Handb. der Ges. Augenheit*, Nouvelle édition 1901.

elle se laisse si facilement perforer par le pus dans la sinusite frontale. Kuhnt a décrit les points de prédilection de ces perforations au niveau du passage des gros troncs veineux : *a)* dans l'angle supéro-interne de l'orbite, un peu en arrière et au-dessous de la fovea trochlearis ; *b)* derrière l'incisure sus-orbitaire ; *c)* dans les grands sinus, un troisième point à l'union du tiers moyen et latéral du toit orbitaire.

C'est par la voie *orbitaire* que les chirurgiens et les ophtalmologues ont pour la première fois trépané le sinus frontal. Préconisée de nouveau par Jansen (1), cette voie a trouvé des adeptes enthousiastes dans Sieur et Jacob. D'après leurs recherches anatomiques, une fois sur trois le sinus frontal est tout entier logé dans l'angle supéro-interne de l'orbite. Il faudra par conséquent recourir souvent à la trépanation orbitaire.

Voilà comment Sieur (*loc. cit.*) décrit le procédé opératoire : « A l'aide d'une incision courbe commençant en haut, au niveau du trou sus-orbitaire, et descendant en bas et en dedans le long du bord interne de l'orbite, on met à nu l'angle supéro-interne de cette cavité en arrière jusqu'au niveau du trou ethmoïdal antérieur et en bas jusqu'à l'unguis, de façon à bien dégager dans toute son étendue la lamelle osseuse du frontal. Avec un petit ciseau-gouge, on effondre cette lamelle immédiatement au-dessus de l'unguis afin d'éviter de léser la voûte orbitaire. Les esquilles osseuses enlevées, il est facile, à l'aide d'un stylet coudé, d'explorer toute l'étendue de la cavité sinusale ainsi ouverte et de faire pénétrer le stylet dans le méat moyen.

« Si le résultat de l'exploration démontre que l'on a affaire à un sinus à grands prolongements frontal et orbitaire, rien n'est plus facile que de décoller la lèvre supérieure de l'incision et d'attaquer alors la paroi antérieure du frontal suivant la méthode de Luc. »

2° RAPPORTS AVEC LES ORGANES ORBITAIRES

a) Périoste et aponévroses. — Le *périoste* orbitaire qui recouvre la face supérieure de l'orbite est très mince et lâche, s'épaissit

(1) Jansen, *Arch. f. Lar. u. Rhin.*, t. I, 1893 (d'après Sieur et Jacob).

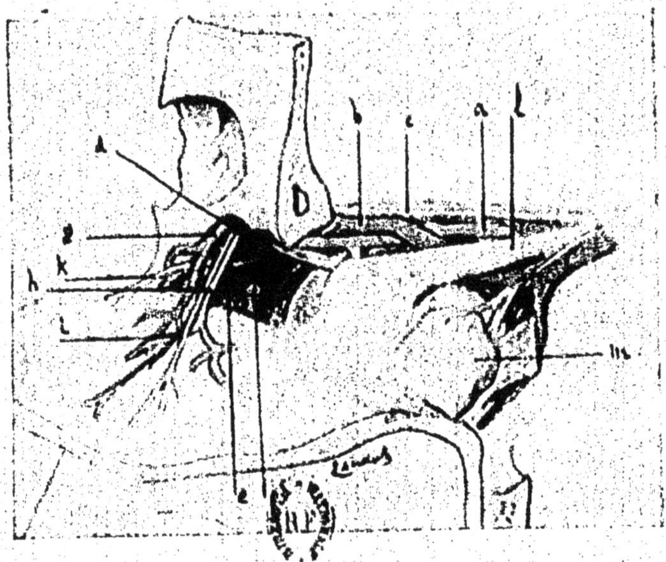

Rapports du sinus frontal avec les organes orbitaires.

a, artère ophtalmique; *b*, veine ophtalmique; *c*, nerf frontal; *d*, poulie de l'oblique supérieur; *e*, artère nasale; *f*, racine inférieure de la veine ophtalmique; *g*, sa racine supérieure; *h*, artère sus-orbitaire; *i*, nerf sus-orbitaire; *k*, nerf nasal externe; *l*, muscle droit supérieur; *m*, glande lacrymale.

et adhère au niveau du rebord orbitaire, s'épaissit de même au niveau de la poulie du muscle grand oblique.

Le *ligament large* de la paupière supérieure, membrane fibreuse se détachant du tarse supérieur, se dirige en rayonnant vers le bas de l'orbite et en se confondant avec le périoste forme une cloison verticale appelée septum orbitaire, perforée par les nerfs sus-orbitaire, frontal interne, nerf et artère nasale, veine angulaire. Il envoie de puissantes expansions aponévrotiques au tendon du muscle releveur et au tendon réfléchi du grand oblique.

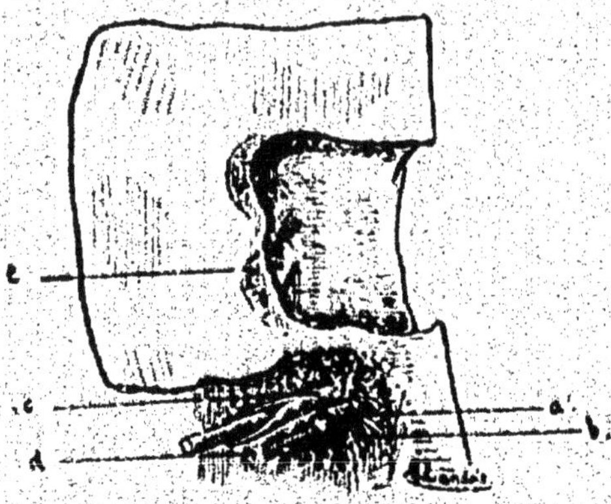

FIG. 9. — La poulie du muscle grand oblique (M. Landolt).

a, anneau fibro-cartilagineux ; *b*, fibres tendineuses d'insertion ; *c*, tendon réfléchi avec son expansion aponévrotique ; *d*, tendon direct ; *e*, cloisonnement incomplet du sinus frontal.

La *capsule de Tenon* donne aussi une expansion au muscle droit supérieur et à la poulie du muscle grand oblique.

Toutes ces expansions aponévrotiques forment ensemble, au niveau de l'angle supéro-interne de l'orbite, une sorte de *diaphragme de protection* de l'orbite contre la suppuration venant du sinus frontal.

b) Muscles. — Un rapport du plus haut intérêt, c'est celui qui existe avec le *muscle grand oblique*. Ce dernier, suivant d'arrière en avant l'angle dièdre supéro-interne de l'orbite, arrive jusqu'à la fovea trochlearis, traverse l'anneau fibro-cartilagineux qui porte le nom de poulie de l'oblique supérieur, de là se réfléchit en arrière et en dehors et vient s'insérer sur le segment postérieur du globe.

Nous allons décrire cette poulie d'après nos recherches personnelles faites sur une dizaine de sujets.

Le point d'insertion de la poulie de l'oblique se trouve sur le plafond orbitaire à 5 ou 6 millimètres en dessous du rebord orbitaire supérieur et à 1 millimètre ou 1 1/2 millimètre derrière le rebord antérieur de la face interne de l'orbite (1). Il nous a semblé qu'il y avait certaines variations à sa position. C'est ainsi que, si l'angle supéro-interne de l'orbite est droit, la poulie de l'oblique se trouve implantée plus haut ; si au contraire cet angle est plus ouvert ou plus arrondi, la poulie se trouve implantée plus bas sur l'os.

La poulie du grand oblique se compose : *a*) d'un *fourreau fibro-cartilagineux* ayant une longueur de 3 à 4 millimètres, dirigé de bas en haut, d'arrière en avant et de dedans en dehors ; et *b*) de *fibres tendineuses* formant un plan profond et s'insérant en rayonnant sur l'os. En plus, nous devons citer l'expansion aponévrotique de la capsule de Tenon engainant le tendon de l'oblique et finissant sur sa poulie.

Plus en dehors, le sinus frontal se met en rapport avec le *releveur des paupières* qui recouvre le muscle *droit supérieur* (2).

c) *Vaisseaux et nerfs*. — Les vaisseaux et nerfs en rapport avec le sinus frontal peuvent être groupés en deux classes, suivant qu'ils se trouvent *au-dessus ou au-dessous de la portion réfléchie du muscle grand oblique*.

Au-dessus, en allant de dehors en dedans, nous trouvons tout d'abord les organes qui passent par l'échancrure sus-orbitaire : *vaisseaux et nerfs sus-orbitaires*. Logés entre le périoste et le releveur de la paupière supérieure : l'artère sus-orbitaire, branche de l'ophtalmique et le nerf frontal, situé à son côté externe, parcourent d'arrière en avant le toit de l'orbite en fournissant

(1) Sieur et Jacob, partant de leurs recherches exposées plus haut, préconisent avec beaucoup de logique la trépanation du sinus frontal par la voie orbitaire. La situation de la poulie de l'oblique nous paraît donner à réfléchir. En effet, nous avons publié deux cas de paralysie du muscle grand oblique à la suite d'opération radicale faite par la voie frontale et où probablement la voûte orbitaire a été intéressée. A plus forte raison cet accident doit arriver par la voie orbitaire.

(2) Les rapports intimes entre les trois muscles dont nous venons de parler et le sinus expliquent la diplopie que l'on constate fréquemment dans la sinusite frontale. Parfois le grand oblique est en cause (Leber) et d'autres fois le droit supérieur (Jocqs).

l'*artère* des rameaux périostiques et musculaires, puis sortant de l'échancrure se distribue au front et à la paupière supérieure; le nerf des filets périostiques et le nerf supra-trochléaire d'Arnold, qui s'anastomose avec le nasal externe.

A quelques millimètres en arrière du rebord orbitaire, le *frontal* se divise en deux branches : frontal externe qui sera dorénavant le satellite de l'artère sus-orbitaire, l'accompagnant à son côté externe, sortant avec elle par l'échancrure et s'épuisant dans la paupière supérieure, le front et le sinus frontal ; et le frontal interne qui croise les vaisseaux sous-orbitaires, en passant en dessous d'eux, puis sort de l'orbite en dedans de l'échancrure sus-orbitaire et finit en se distribuant au nez et au front.

En dedans de l'échancrure sus-orbitaire pénètre dans l'orbite, après avoir perforé le muscle orbiculaire, la *racine supérieure de la veine ophtalmique supérieure*, se place au-dessus du tendon réfléchi du muscle grand oblique, puis après avoir côtoyé le bord interne du releveur se réunit avec la racine inférieure pour former la veine ophtalmique supérieure.

Très souvent c'est cette racine supérieure même de la veine ophtalmique qui passe par l'échancrure sus-orbitaire en constituant la *veine sus-orbitaire*, et alors elle envoie une forte anastomose à la racine inférieure au-devant du tendon réfléchi du muscle grand oblique.

Au niveau de l'échancrure sus-orbitaire, les organes qui la traversent sont disposés de la façon suivante, en allant de dedans en dehors : 1° la veine; 2° l'artère; 3° le nerf (sus-orbitaire ou frontal externe). Toujours au-dessus de la portion réfléchie du muscle grand oblique, sort de la cavité orbitaire, tout près de l'angle supéro-interne de l'orbite ; *l'artère frontale interne*, dernière branche de l'ophtalmique, se porte en haut et en dedans et se divise en rameaux musculaires sous-cutanés et périostiques.

En *dessous le tendon réfléchi du muscle grand oblique*, nous trouvons en les considérant de dedans en dehors : la racine inférieure de la veine ophtalmique, l'artère nasale, le nerf nasal externe ; ces trois organes affectent entre eux des rapports très intimes. La *racine inférieure de la veine ophtalmique supérieure*, dont le volume par rapport à la racine supérieure est très variable, quelquefois supérieur, d'autres fois inférieur, résulte comme elle de la confluence de la veine angulaire avec les veines du front.

du nez et des paupières. Après avoir perforé la septum orbitaire, chemine entre le grand oblique et le muscle droit supérieur, elle se réunit à la racine supérieure constituant la veine ophtalmique supérieure.

L'*artère nasale* se dirige en bas et en dedans, donne des rameaux artériels au nez et au sac lacrymal, et sous le nom d'*angulaire* se continue à plein canal avec la faciale.

Le *nerf nasal externe*, satellite de l'artère nasale arrivant à 5 ou 6 millimètres derrière le rebord orbitaire, se divise en trois rameaux : supérieur pour la partie interne de la paupière supérieure, moyen pour la partie latérale du nez et inférieur qui se distribue au sac et aux canalicules lacrymaux.

DEUXIÈME PARTIE. — LES COMPLICATIONS ORBITO-OCULAIRES DE LA SINUSITE FRONTALE

Nous diviserons cette étude en deux parties : I. Complications orbitaires. — II. Complications oculaires.

I. — Complications orbitaires.

On est d'accord de faire jouer un rôle important, pour la production des complications orbitaires, à l'oblitération du canal naso-frontal et à la variété microbienne.

On peut observer dans une *sinusite frontale aiguë*, en même temps que des phénomènes généraux (fièvre élevée, frissons, vomissements), la présence du pus dans la cavité orbitaire produisant un phlegmon de l'angle supéro-interne avec un œdème palpébral étendu, chémosis abondant, déviation du globe oculaire, rougeur érysipélatoïde de la racine du nez. C'est une forme grave aboutissant souvent au phlegmon total de l'orbite et à la méningite. On pourrait citer dans cette catégorie les cas de Bousquet, Stærk, Desbrières. Il semble que dans ces cas il y ait une question de virulence microbienne ; dans un cas analogue que nous avons observé, il s'agissait du streptocoque.

Cette forme de sinusite frontale aiguë à complications orbilaires fait penser à un érysipèle, et il est permis de supposer qu'un certain nombre des cas étiquetés « érysipèle » ne sont que des sinusites frontales aiguës compliquées.

OBSERVATION (Personnelle). — H..., âgé de 16 ans, entré à l'Hôtel-Dieu, salle Saint-Julien, le 2) septembre 1901.

Rien à noter comme antécédents héréditaires et personnels.

A pris un bain il y a quinze jours, n'a pas plongé au bain. Il eut, deux jours après, mal à la gorge et fit de l'engorgement ganglionnaire derrière la mâchoire, du côté droit. En même temps : rhume de cerveau, douleurs de tête, sécrétion purulente de la narine droite, fièvre, frissons.

Le lendemain gonflement des deux paupières, plus accusé du côté droit, simulant un érysipèle. En même temps, sensation de battements à la paupière supérieure droite et dans la région temporale correspondante. Tandis que la paupière supérieure gauche dégonflait, la droite devenait plus œdématiée et recouvrait complètement le globe oculaire. Mauvais état général, fièvre, inappétence.

EXAMEN À L'ENTRÉE. — *Côté droit.* — Œil complètement fermé ; la paupière, rouge, fait une saillie sphérique en avant. La région sourcilière est augmentée de volume ainsi que la région frontale jusqu'à deux travers de doigt de la ligne médiane à gauche. L'angle interne de l'orbite est rouge, effacé en partie, augmenté de volume.

A la *palpation*, au niveau de la paupière supérieure, sensation nette de fluctuation : la pression n'est pas douloureuse, pas de godet. Au niveau de la région sus-orbitaire, œdème, godet au doigt. L'œdème s'étend jusqu'à une verticale passant par l'angle externe de l'œil ; au niveau de la partie moyenne du front, au-dessus de la racine du nez, il existe un gonflement qui fait relief. A ce niveau, — le pouce gauche sur cette région et le droit sur la paupière, — on a la sensation d'un flot (collection liquide). A cet endroit on ne détermine pas de godet, mais, immédiatement en dehors et à gauche, on peut produire le godet. On peut aussi produire le godet au-dessus de la partie moyenne du front.

Si avec le doigt on explore le frontal au-dessus de la racine du nez, en venant des cheveux vers le nez, on a la sensation très nette de l'os à travers la peau, sur une longueur de 3 centimètres environ. Au-dessous, la sensation osseuse est moins nette, et à 1 centimètres au-dessus de la racine du nez on retrouve un bord osseux net, puis une véritable dépression dont le bord gauche peut être limité par une ligne courbe, qui aboutirait à l'extrémité interne du rebord orbitaire. Du côté droit il est impossible de trouver la limite ; la pression est douloureuse à ce niveau.

La sensation de godet se produit à la paupière inférieure, quand on la soulève.

A la face interne des paupières : chémosis rouge, palpébral, mais pas oculaire.

Examen du nez. — Pus légèrement crémeux au niveau du méat moyen droit. Sur la partie postérieure du pharynx muco-pus crémeux abondant. Pus sur la voûte du palais.

Ganglions. — A droite l'on trouve des ganglions sous-maxillaires au niveau de l'angle de la mâchoire et au niveau de la mastoïde.

Du côté gauche de gros ganglions au niveau de la partie moyenne du maxillaire, mais rien au niveau de l'angle de la mâchoire.

OPÉRATION. — Le 1er octobre nous trépanons le sinus frontal par la voie antérieure, aidé de notre collègue Bellin. Nous enlevons toute la paroi antérieure. Le sinus envoie un prolongement qui dédouble tout le toit de l'orbite, où se trouve collecté du pus verdâtre, sans odeur. Il n'y a pas la moindre trace de muqueuse. Après évacuation de l'abcès, curetage des parois sinusales et du canal naso-frontal, suture de la plaie extérieure.

La guérison semblait complète au bout d'un mois, quand, brusquement, il fut repris des mêmes phénomènes que la première fois. Le D⟨r⟩ Laurens l'opère une seconde fois et, à cette occasion, enlève toute la voûte orbitaire. Cette fois-ci les os sont cariés et s'enlèvent très facilement. Le malade guérit lentement avec une déformation assez considérable.

Beaucoup plus fréquemment il s'agit de gens traînant *un vieux empyème frontal*, présentant de temps en temps des attaques dues à la rétention du pus par fermeture du canal naso-frontal, et qui, à la suite d'une poussée, perforent la mince paroi orbitaire du sinus.

Le premier symptôme orbitaire qui précède de longue date tous les autres phénomènes, c'est l'existence des *névralgies sus-orbitaires* tenaces, affectant le caractère de crises, se produisant surtout le matin, s'irradiant dans la moitié de la tête du côté de la lésion et du côté du globe oculaire et de l'orbite correspondant.

A la *pression*, au niveau de l'angle supéro-interne de l'orbite, on réveille une *douleur vive* qui fait crier le malade. Le sinus frontal bouché au niveau du canal naso-frontal se distend surtout par sa paroi inférieure orbitaire la plus mince; les cellules ethmoïdales antérieures participent à cette distension et bientôt une perforation livre passage au pus, qui produit une tumeur dans l'angle supéro-interne de l'orbite. Les symptômes causés par cette tumeur liquide sont des signes de compression du côté du globe oculaire et des organes orbitaires : muscles, vaisseaux, nerfs, voies lacrymales.

Le *globe oculaire* est *déplacé* en bas et en dehors, souvent *exophtalmié* ; sa motilité en haut et en dedans diminuée ; il y a quelquefois de la *diplopie* par abaissement de l'œil ou par compression musculaire, et un peu de *larmoiement*.

Ce qui ne manque presque jamais, c'est l'*œdème* de la paupière supérieure, le *ptosis* et du *chémosis* palpébral et bulbaire.

Mais il ne faut pas nécessairement qu'il y ait perforation du sinus pour avoir ce complexus symptomatique. Souvent, après avoir incisé l'abcès sous-cutané, l'exploration la plus minutieuse ne parvient pas à découvrir aucune solution de continuité de l'os, voire même aucune modification dans l'aspect extérieur de l'os. Ce sont les *abcès circumvoisins de Panas*, où la propagation de l'infection s'est faite par les nombreux trous dont est pourvue la voûte de l'orbite, ou par la voie lymphatique. De toute façon, l'abcès a tendance à s'ouvrir à l'extérieur en produisant une *fistule* dans l'angle supéro-interne; ou après avoir provoqué l'infiltration de la paupière supérieure, il se creuse une ouverture dans cette paupière, au-dessous du sourcil.

Une fois la fistule formée, il se produit une détente des phénomènes douloureux et inflammatoires; mais la maladie n'a aucune tendance à la guérison spontanée.

Tôt ou tard une complication très grave éclate subitement, phlegmon total de l'orbite, érysipèle, méningite qui peut emporter le malade.

Nous allons reprendre chacun des principaux symptômes pour les étudier plus en détail.

1° *Douleur.*

Tous les auteurs la signalent comme le premier symptôme orbitaire en date. Ce sont, la plupart du temps, des douleurs spontanées ayant leur siège de prédilection dans la région sus-orbitaire, s'irradiant de là à la moitié interne du front, dans la tempe, dans toute la moitié de la tête correspondant à la lésion (hémicranie), dans le globe de l'œil ou derrière le globe. Affecte la plupart du temps le caractère de crises se produisant soit le matin, soit, plus rarement, la nuit. Font penser au *paludisme* ou à la *syphilis*.

On peut provoquer la douleur en pressant de bas en haut, au

niveau de l'angle supéro-interne de l'orbite. Ces douleurs sont dues à la distension du sinus et à l'irritation des filets du trijumeau qui se distribuent à la paroi sinusale. Deschamps fils et Inzani (1) ont étudié il y a longtemps ces filets nerveux, et ont été frappés par leur richesse; « ils occupent un champ plus étendu et sont plus multipliés que les vaisseaux; ce sont des nerfs de sensibilité générale, provenant du filet ethmoïdal, du rameau nasal de la branche ophtalmique de Willis. »

2° *Tumeur.*

Une fois que la mince paroi du sinus frontal est perforée, il se forme une tumeur dans l'angle supéro-interne de l'orbite, du volume d'une lentille, noisette, noix, œuf de pigeon (Notta (2)), suspendue à la voûte de l'orbite.

Cette tumeur est molle et fluctuante la plupart du temps, mais elle peut aussi avoir une consistance élastique. En la déprimant, certains auteurs (Lyder Borthen) ont senti l'orifice de communication avec le sinus frontal sous forme d'une dépression arrondie et rugueuse. La tumeur est quelquefois bien localisée dans l'angle supéro-interne de l'orbite; d'autres fois, il y a une infiltration étendue de toute la paupière supérieure. La peau qui recouvre la tumeur est violacée. En même temps de l'œdème s'étendant tout à l'entour, infiltrant les paupières, surtout la supérieure, et vers la ligne médiane qu'il dépasse souvent.

C'est à l'infiltration de la paupière supérieure qu'il faut attribuer le *ptosis* très fréquent. La tumeur superficielle se continue très souvent avec une *tumeur orbitaire* située plus *profondément* dans l'intérieur de l'orbite.

3° *Abcès circumvoisins.*

Il n'est pas nécessaire que l'os soit perforé pour qu'il y ait un abcès sous-cutané.

Dans des cas assez nombreux l'exploration la plus minu-

(1) Denerre, *Étude sur l'empyème des sinus frontaux*, Thèse de Paris, 1892.
(2) Notta, *Union médicale*, 1883.

lieuse ne découvre aucune solution de continuité de l'os, voire
même aucune modification dans son aspect extérieur; ce sont les
abcès circumvoisins de Panas (1), où la propagation se ferait par
les nombreux trous dont est pourvue la voûte de l'orbite, voire
même par la voie lymphatique.

C'est l'analogue de ce que l'on voit très souvent pour la mastoïde.

Il nous est arrivé d'opérer deux malades dans ces conditions.

OBSERVATION I (Personnelle). — Femme âgée de 66 ans, entre à
l'Hôtel-Dieu, dans le service de M. le professeur Panas, le 10 janvier 1901.

Elle n'a jamais eu de maladie antérieure.

Il y a trois mois qu'elle ressent des douleurs de tête effroyables, arrivant le soir et durant toute la nuit.

Elle ne se rappelle pas avoir été enrhumée. En même temps commence à moucher du pus épais, verdâtre, qui n'a aucune odeur. Bientôt après apparaît un gonflement de la région frontale, et la fièvre
éclate.

A son entrée, on constate un œdème occupant toute la région frontale, et de chaque côté du front, à sa limite externe, presque symé-
triques, deux fistules. En pressant sur la tuméfaction frontale, le pus
sortait par les deux fistules. Pensant à un abcès superficiel, on passa
des drains par les fistules et l'on fit des injections de teinture d'iode.
D'un côté (a gauche), la fistule se referme, mais à droite on ne parvient
pas à la fermer. Quand elle suppure moins, le gonflement frontal augmente.

Par la fistule, en introduisant un stylet, on pénètre à une grande
profondeur, mais l'on ne rencontre nulle part d'os dénudé.

L'examen des fosses nasales montre un peu de pus dans le méat
moyen. En incisant les téguments on trouve les tissus infiltrés : l'inspection de l'os montre qu'il ne présente la moindre lésion apparente,
ni même un changement de couleur.

Trépanation du sinus frontal droit au lieu d'élection : l'on arrive
dans une vaste cavité, s'étendant en haut jusqu'à la racine des cheveux, et latéralement occupant l'espace des deux sinus entre lesquels
on ne trouve la moindre cloison. Battements qui font croire que
l'on est arrivé sur le cerveau. On fait l'opération de Kuhnt de chaque
côté, et l'on obtient un mois après la *guérison* définitive. La malade a
été revue depuis et la guérison s'est maintenue.

OBSERVATION II (Personnelle). — Jacques E...., 19 ans, entré à l'Hôtel-
Dieu, salle Saint-Julien, dans le service de M. le professeur Panas, le

______

(1) PANAS, *Mercredi médical*, 18..., n° 19.

23 mars 1901. Deux semaines auparavant il avait eu une forte grippe avec écoulement purulent par la narine gauche, douleurs dans l'œil gauche et le côté gauche de la tête.

Trois jours avant son entrée, il était survenu un œdème et la chute de la paupière supérieure gauche.

Au moment de l'entrée à l'hôpital, l'œdème s'étend sur toute la paupière, et l'angle orbitaire interne est en partie effacé. Chémosis conjonctival.

En présence de ces symptômes, M. le Dr Terrien, chef de clinique de la Faculté, remplaçant M. le professeur Panas, l'opère séance tenante. En incisant les téguments il s'écoule une certaine quantité de pus, mais, en arrivant sur l'os, on ne trouve pas le moindre indice de lésion osseuse. Après trépanation d'une couche épaisse d'os, on tombe dans la cavité du sinus frontal gauche, qui est pleine de pus. On pratique l'opération d'Ogston-Luc, et, après récidive, nous appliquâmes, aidé de notre collègue Bellin, le procédé de Kuhnt. Un mois après, *guérison* de la sinusite frontale.

4° *Compression du globe oculaire.*

Très souvent il existe un *chémosis* palpébral et bulbaire, plus ou moins considérable. De même l'*exophtalmie*. Guillemain (1) l'a trouvé 31 fois sur 35 cas ; ordinairement c'est une exophtalmie légère s'accompagnant d'un *strabisme inférieur* ou inféro-externe avec *limitation des mouvements* de l'œil en haut et en dedans.

Enfin Leber (2), a cité dans son mémoire classique inséré dans les archives de Graefe, de 1880, un cas de forte *hypermétropie* due à la pression sur l'équateur du globe oculaire.

5° *Fistule.*

a) *Perforation osseuse.* — Nous avons admis que c'était la *paroi inférieure* du sinus qui se perforait. En effet, c'est ce qui arrive le plus fréquemment. Kœnig, sur 25 observations, note 13 fois une perforation orbitaire, 8 fois frontale et 4 fois cranienne.

Guillemain, en compulsant 65 cas, trouve l'ouverture dans

(1) GUILLEMAIN, Étude sur les abcès des sinus frontaux. *Archives d'ophtalm.*, 1891, p. 111.

(2) LEBER, Beobachtungen über Empyem der Sin. front. *Arch. de Graefe*, 1880, cité d'après Guillemain.

l'orbite 3o. fois, 11 fois dans la région frontale, 5 fois dans la cavité cranienne et 5 fois dans la cloison médiale intersinusale.

Pour expliquer la perforation orbitaire, Kuhnt insiste sur les nombreuses veines qui la perforent. Ces veines, atteintes de thrombo-phlébite, provoquent la périostite et, consécutivement, la nécrose osseuse.

C'est toujours cet auteur qui a signalé une destruction spéciale de l'os par *nécrose porotique*: l'os devient mou et se nécrose sur une certaine étendue.

Kuhnt a trouvé des *points d'élection* de la perforation osseuse à l'endroit où les veines sinusales se rendent à l'origine de la veine ophtalmique ou à la veine sus-orbitaire. A la paroi inférieure il existe des points d'élection :

1° A l'angle supéro-interne de l'orbite, un peu en arrière et au-dessous de la fovea trochlearis.

2° Un point situé à 5 ou 10 millimètres derrière l'incisure sus-orbitaire. Dans les grands sinus, un point tout à fait temporal à l'union du tiers moyen et latéral du toit orbitaire. A la paroi antérieure, les perforations ne sont pas tellement localisées. En général se trouvent dans la moitié interne de l'arcade sourcilière ; on les a aussi signalées sur la glabelle ou sur la tubérosité frontale.

Dans la sinusite frontale aiguë, la perforation est petite et ronde, elle se produit très vite après le début de l'affection et elle est suivie d'une grave complication : phlegmon de l'orbite méningite, abcès du cerveau.

Que devient la substance nécrosée? Hoppe dit qu'elle disparaît par *absorption*. Dans d'autres cas elle est formée de séquestres détachés (Sp. Watson).

b) Fistule cutanée. — La fistule siège le plus souvent dans le sillon orbito-palpébral supérieur, près de la paroi interne de l'orbite. Exceptionnellement, elle se trouve sur le milieu du sillon ou même à l'extrémité externe du rebord orbitaire.

On connaît le cas de Kocher (1) où il existait une fistule dans la région malaire. Le stylet, introduit à ce niveau, entra dans un sinus accessoire, situé en dehors du sinus frontal, avec lequel il

(1) Kocher, in Koenig, *Ueber Empyem u. Hydrops der Stirnhöhle.* Thèse de Berne, 1882.

n'avait aucune communication, s'ouvrant dans le nez par un conduit spécial.

Parfois la fistule est à une certaine distance du sillon orbito-palpébral sur la paroi antérieure du sinus. Machnaugthon a signalé un cas d'ouverture du sinus frontal dans le *sac lacrymal*. Souvent il y a plusieurs fistules. La forme de l'orifice cutanée est en général arrondie ; d'autres fois dépression en cul de poule. De toute façon, autour de la fistule, la peau irritée, granuleuse, œdémateuse, présente une teinte violacée ou érysipélateuse, et elle est infiltrée. Quand la fistule siège sur la partie moyenne du sillon palpébral supérieur, il se produit de l'*ectropion*.

Le *liquide* qui sort par la fistule est en général blanc jaunâtre, sans odeur, beaucoup plus rarement il est visqueux, d'odeur fétide. Dans ce dernier cas l'empyème sinusal est produit par des anaérobies.

Le pus s'écoule surtout quand le malade fait des efforts pour tousser. L'écoulement de pus se fait par des battements isochrones à la systole cardiaque, ou bien présente des pulsations un peu en retard sur le pouls radial. On voit ces pulsations quand la paroi osseuse est détruite sur une certaine étendue par la suppuration ou enlevée opératoirement. Machnaugthon, trouvant ces battements isochrones à ceux du cerveau, les attribue au fait de la destruction de la paroi cranienne et au contact du pus avec la dure-mère.

Peyrot, remarquant dans son cas que les pulsations étaient isochrones au pouls radial et que la compression de la carotide les faisait cesser, les attribue aux battements des artères intra-orbitaires se transmettant au liquide. Kocher les trouve un peu en retard sur le pouls radial. Pour Leber ce sont les battements du tissu médullaire des parois osseuses du sinus.

c) Exploration de la fistule. — Pour s'assurer si la fistule correspond bien au sinus frontal on se sert d'injection de liquides colorés, qui sortent par le nez ou la bouche, et surtout de l'exploration au stylet. Le stylet arrive, après bien des tâtonnements et après avoir suivi un trajet sous-cutané tortueux, à pénétrer dans le sinus, mais l'orifice osseux est souvent à une certaine distance de la fistule cutanée, et l'on reste dans le doute si l'on a pénétré ou non dans le sinus.

Le passage de l'air par la fistule, qui était cité comme bon symptôme par les anciens auteurs, n'a été trouvé par Bois (1) dans aucune de ses observations.

Un accident important est l'élimination des *séquestres* spéciaux provenant de la paroi orbitaire du sinus frontal, et qui ont été ainsi décrits par Spencer Watson et Panas: « minces lamelles, dont une des faces est concave et lisse ; celle qui répond à l'orbite ; dont l'autre est convexe et criblée d'une foule de petits pertuis qui admettent tout au plus la pointe d'une épingle: face répondant au sinus. »

La fistule n'a aucune tendance à la guérison spontanée. Elle reste toujours pour le porteur une menace d'infection par l'extérieur; très souvent ces malades sont atteints d'érysipèle.

6° *Diplopie.*

Relativement fréquente dans la sinusite frontale, puisque Guillemain l'a notée onze fois. Il s'agit presque toujours alors d'une collection volumineuse déplaçant le globe oculaire et produisant de l'exophtalmie. On ne peut pas, le plus souvent, localiser la lésion à tel ou tel muscle.

Pourtant Leber (1), dans un cas, trouve que cette diplopie devait être attribuée à une parésie du grand oblique comprimé par la tumeur.

Nous avons eu l'occasion de constater un cas absolument identique dans le service d'ophtalmologie de l'Hôtel-Dieu.

Observation (Personnelle). — G.... 39 ans. A eu la fièvre typhoïde en 1884. Depuis lors, écoulement jaunâtre, purulent, par la narine droite, sans odeur. Narine bouchée. Consulte le Dr Hermet, qui lui enlève, à plusieurs reprises, des polypes de la fosse nasale droite, en 1890 et 1892.

En 1898, le malade va aux Quinze-Vingts parce qu'il voyait double et avait des douleurs frontales. Le Dr Kalt pratique la trépanation du sinus frontal par sa paroi antérieure et lui fit, par l'orifice de la trépanation, des lavages qui ressortent par le nez. La fistule se ferme en mai 1899.

Les mêmes phénomènes se reproduisant, il vient consulter à l'Hôtel-Dieu, le 15 avril 1901. Il présente à ce moment dans l'angle supéro-interne de l'orbite droit une tumeur molle, fluctuante, douloureuse à

---

(1) Bois, *Étude sur les fistules du sinus frontal.* Thèse de Paris, 1876.
2. Th. Leber, in *Archives de Gr**e*, 1880. Cité par Guillemain.

la pression. Le globe oculaire est dévié en bas et en dehors. A la rhinoscopie antérieure, pus dans le méat moyen. Il existe une *diplopie* très nette, qui est attribuable, d'après les caractères qu'elle présente, à la parésie du muscle grand oblique droit. Le 20 avril, cure radicale de la sinusite fronto-ethmoïdale. La guérison survient lentement, et deux mois après l'opération il n'y avait dans le nez la moindre trace de pus. Quant à sa diplopie, elle est restée après l'opération ce qu'elle était auparavant.

M. Jocqs a publié dans la *Presse médicale* du 30 novembre 1898 un cas excessivement intéressant, que nous allons citer en résumé :

Il s'agissait d'un sujet de 52 ans ayant des névralgies faciales qui s'étendent souvent à toute la tête et qui se montrent tout particulièrement le soir, en s'accompagnant de fièvre.

Depuis huit jours troubles de la vue et vertiges.

Les deux yeux ont de l'astigmatisme hypermétropique composé ; après correction vue normale. Le fond d'œil normal ; champ visuel, faculté chromatique : *idem*.

Quand les deux yeux fonctionnent en même temps, vue trouble, et l'examen avec le verre coloré dénote de la diplopie. Le verre rouge placé devant l'œil gauche démontre une diplopie croisée, verticale ; l'image rouge est plus haute que la blanche. L'excursion en haut de l'œil gauche est insuffisante, et *c'est le muscle droit supérieur* qui est en cause.

Les caractères de la diplopie par paralysie musculaire n'étaient pas au complet : il n'y a pas d'obliquité de la fausse image, de plus, l'écartement des deux images n'augmente pas dans l'adduction.

Pas de syphilis. Le malade était atteint d'un coryza chronique, et souvent, surtout le matin, il mouchait une assez grande quantité de matières. Douleur à la pression au niveau de l'angle supéro-interne de l'orbite gauche. En examinant attentivement, il semble que l'œil gauche est un peu abaissé.

M. Luc examine le malade et trouve une double sinusite frontale et une double sinusite maxillaire. Il l'opère le 9 juillet. Dans la même séance le sinus maxillaire et les deux sinus frontaux furent opérés. Les deux sinus frontaux étaient pleins de pus crémeux, épais, peu fétide, et, détail important, la plus grande partie de la paroi inférieure ou orbitaire du fontal gauche était détruite par l'ostéite, de sorte que le pus et les fongosités reposaient directement sur la capsule de Tenon doublant le périoste, mais le pus n'était pas encore sorti des limites du sinus.

Les suites de l'opération furent excellentes ; et deux mois après, en même temps que survenait la guérison de la sinusite frontale, les troubles oculaires disparurent.

7° *Larmoiement.*

Cité dans plusieurs observations (Leber) ; Kuhnt et Hajek
l'ont trouvé moins fréquemment que dans la sinusite maxillaire.
Pour Kuhnt c'est un épiphora moyen provenant de la pression,
venant d'en arrière et d'en haut, sur l'appareil lacrymal. Pour
d'autres auteurs, il s'agit d'un trouble fonctionnel d'une portion
du muscle orbiculaire, en partie du muscle de Horner.

8° *Phlegmon de l'orbite.*

Dans la sinusite fronto-ethmoïdale antérieure, le vrai phlegmon
de l'orbite est rare. Ce que l'on voit le plus souvent, c'est l'infiltration de la paupière supérieure, de l'angle orbito-nasal et du
muscle oblique supérieur, droit supérieur, droit interne. On
trouve en même temps du chémosis de la conjonctive et de la
sclérotique.

Nous ne parlons pas des cas où une sinusite maxillaire ou sphénoïdale coexistent avec une sinusite fronto-ethmoïdale (polysinusite). Dans ces cas, c'est à eux qu'il faut attribuer la complication
orbitaire.

Dans la statistique de Germann, portant sur 18 cas de phlegmon
orbitaire consécutif aux sinusites, une seule fois il s'agissait de
sinusite fronto-ethmoïdale.

D'après Kuhnt, ça s'explique par le fait qu'à la suite d'attaques
répétées, même bénignes au début, il s'est formé un épaississement péri-orbitaire, surtout aux points les plus menacés. Le pus
est ainsi forcé à se frayer un chemin en dehors, c'est-à-dire à
travers la paupière et là où l'aponévrose tarso-orbitaire est
devenue très mince.

Pourtant, si l'orbite se laisse envahir par le pus du sinus
frontal, le phlegmon orbitaire consécutif sera très grave et
évoluera avec une grande rapidité, comme, du reste, pour les
autres variétés de sinusite.

II. — Complications oculaires.

a) Conjonctive et Cornée.

La conjonctive est souvent hyperémiée. Sur la cornée, on a constaté des éruptions herpétiques et des infiltrations.

L'on attribue ces complications à la rhinite concomitante, quand il n'y a pas de fistule externe du sinus frontal. Si l'empyème frontal a provoqué une fistule, la cornée et le reste de l'œil sont toujours sous la menace d'une *infection secondaire*. Kuhnt rapporte une observation où le malade perdit un œil par suppuration cornéenne. Nous-même nous avons observé le cas suivant.

OBSERVATION (personnelle). — D...., Elisabeth, âgée de 60 ans, vient consulter à l'Hôtel-Dieu le 9 septembre 1901. Son affection actuelle a débuté il y a 9 mois par de grands maux de tête et un gonflement phlegmoneux de la région frontale et palpébrale droite; un mois après, l'abcès s'ouvre à l'extérieur et il se forme deux *fistules*, une située à 1 centimètres au-dessus de la racine du nez et une autre au milieu de la paupière supérieure droite. Le pus qui sort de ces fistules baigne continuellement le globe oculaire droit qui rougit. En introduisant un stylet dans l'orifice fistuleux, l'on pénètre dans l'intérieur du sinus frontal. L'œil droit présente une *kératite infectieuse* avec *iritis*. Nous n'hésitons pas à rattacher ces phénomènes oculaires à l'inoculation par le pus venant des fistules sinusales.

b) Iris et Choroïde — Cristallin.

On n'a pas d'observation indiscutable d'affection irido-choroïdienne, provoquée par une sinusite frontale. C'est la même chose, pour le cristallin.

c) Vitré.

Kuhnt trouva plusieurs fois des malades se plaignant de *mouches volantes* qui disparurent aussitôt la sinusite guérie. Il a observé aussi un décollement rétinien (*loc. cit.*, p. 120, obs. XVIII) dans le décours d'une sinusite frontale, mais il s'agissait d'un spécifique et à lire son cas on reste dans le doute sur la genèse de ce décollement.

Le Dʳ Broeckaert, de Gand, a publié récemment un cas d'opacité du corps vitré et décollement rétinien à la suite de la sinusite fronto-ethmoïdale.

Mme X..., âgée de 62 ans, vient me consulter le 6 août dernier pour une diminution considérable de la vue, du côté gauche, produite presque subitement l'avant-veille. De cet œil elle ne distingue plus les doigts qu'à 20 centimètres. La cornée, la pupille, l'iris ont leur aspect normal. L'examen ophtalmoscopique ne permet pas de se rendre compte de l'état exact du fond de l'œil, qui présente un aspect très diffus. J'observe, en outre, de nombreuses opacités mobiles floconneuses se déplaçant avec grande rapidité. Le diagnostic qui s'impose est celui d'opacité du corps vitré bien que l'examen ne me renseigne pas sur l'origine de ces opacités.

L'œil droit ne présente aucune lésion; son acuité visuelle sans correction par les verres est égale à 1.

La malade accuse quelques douleurs assez vagues dans la tête, mais ne me donne aucun renseignement sur la cause de son affection. Sa santé est d'ailleurs très bonne, et un examen soigneux ne fait découvrir aucune maladie organique. Pas de sucre, pas d'albumine dans les urines, pas de syphilis.

Je recommande un repos absolu et prescris de l'iodure de potassium et des frictions mercurielles.

Malgré ce traitement, je n'obtiens aucune amélioration, au contraire: la transparence des milieux semble même diminuer, et la vision est de plus en plus compromise.

Poursuivant alors les recherches, je constate que la malade ne respire que très imparfaitement par la narine gauche. A l'examen rhinoscopique, je reconnais en effet que le méat moyen est rempli de plusieurs polypes muqueux et de masses fongueuses baignant dans un pus crémeux. Interrogeant la malade, elle avoue que depuis deux ans elle mouche, en quantité assez variable et d'une façon intermittente des mucosités, à mauvaise odeur.

Après avoir débarrassé la fosse nasale de toutes les productions morbides, je vois nettement que le pus sort du méat moyen, et, grâce aux diverses méthodes d'exploration, j'arrive au diagnostic de sinusite ethmoïdo-frontale.

Comme le canal naso-frontal est très large, j'essaie quelques jours les lavages du sinus par cette voie naturelle. Une légère amélioration de la vue s'étant produite, et les milieux de l'œil étant devenus plus transparents, je puis me rendre mieux compte de l'état des membranes profondes.

En explorant l'œil à l'ophtalmoscope, je constate un décollement

(1) BROECKAERT, in *Journal de Moure*, 5 janvier 1901. p. 14.

rétinien à la partie inférieure, avec perte de la moitié supérieure du champ visuel.

Je propose à la malade l'opération de la sinusite, mais elle demande à réfléchir et ne me revient que le 17 septembre décidée cette fois à se laisser opérer. Sa vision d'ailleurs ne s'est nullement améliorée et la pression, au niveau du sinus frontal, est devenue douloureuse.

Dès le lendemain, je pratique l'opération d'après le procédé de Luc. Je n'insisterai pas sur les détails de l'opération, qui se passe rapidement et sans incidents. Le sinus est relativement petit, rempli de pus crémeux et de granulations saignantes. Les cellules ethmoïdales sont soigneusement ouvertes et raclées, et un drain est placé dans le sinus jusqu'à l'entrée de la fosse nasale.

Au bout de six jours, je retire le drain, et, pour m'assurer de la guérison parfaite de la sinusite, je fais un lavage du sinus au moyen d'une seringue d'Anel, dont j'introduis la fine canule par une petite ouverture pratiquée dans la plaie cutanée. Ce procédé me démontre que toute trace de suppuration a disparu. Dès le lendemain, la plaie extérieure est guérie et le bandage est enlevé.

A la rhinoscopie, je constate cependant encore la présence de pus dans le méat moyen, principalement dans la moitié postérieure, bien que la sinusite frontale soit manifestement guérie. L'éclairage électrique et même une ponction faite dans le sinus maxillaire me font exclure l'empyème de ce sinus. La rhinoscopie postérieure et l'exploration du sinus sphénoïdal m'indiquent que ce dernier est également indemne.

Poursuivant mon examen, je finis par savoir que ce pus provient d'une cellule ethmoïdale qui avait échappé à l'action de la curette. Un raclage énergique par voie naturelle est bientôt suivi d'une guérison parfaite.

Du côté de l'œil, les résultats ont été aussi bons que possible ; les milieux réfringents se sont complètement rétrécis, le décollement de la rétine est resté stationnaire, mais l'acuité visuelle, dans la partie voyante, est progressivement revenue.

Broeckaert fait sur cette observation les réflexions suivantes :

« Voilà donc un cas d'opacité du corps vitré et de décollement rétinien de l'œil gauche, observé chez une dame de 62 ans, atteinte depuis longtemps de sinusite ethmoïdo-frontale gauche. Y a-t-il entre ces deux affections une simple coïncidence ou bien relation de cause à effet ? Et si cette dernière hypothèse est exacte, si l'affection oculaire est consécutive à la sinusite, quelle est la voie suivie par l'agent infectieux ? tels sont les deux points que nous allons tâcher d'éclaircir.

« Si nous passons en revue les causes les plus fréquentes du décollement rétinien, nous verrons que toutes font ici défaut. Il n'existe, en effet, chez notre malade, ni myopie progressive ni trouble de la circulation générale. Aucun traumatisme ne peut être incriminé. Si la tension de l'œil était augmentée, ce que nous n'avons pas constaté, on devrait songer à une tumeur de la choroïde ou de la rétine, ou à la présence d'un cysticerque sous-rétinien.

« Il ne nous reste donc guère qu'une dernière supposition, la plus vraisemblable, c'est de regarder le trouble du corps vitré et le décollement rétinien comme la conséquence d'une choroïdite localisée infectieuse, qui elle même serait consécutive à la sinusite ethmoïdo-frontale.

« On le comprendrait aisément si une collection purulente avait produit de l'exorbitis et repoussé fortement le globe, ou si une inflammation de l'orbite s'était étendue par le tissu cellulaire périvasculaire à l'intérieur de l'œil. Mais, dans notre cas, il n'y avait rien de semblable, et il est donc plus logique d'invoquer une infection par voie détournée, par voie veineuse. Bien que le sinus soit situé dans le voisinage immédiat de l'orbite, l'anatomie nous apprend que dans cette hypothèse les germes pathogènes doivent passer par la grande et la petite circulation avant d'arriver dans les veines choroïdiennes, à moins d'admettre, avec von Recklinghausen, la persistance, dans ces cas, du trou de Botal, qui fait communiquer les deux oreillettes.

« Cette métastase par voie veineuse n'est pas impossible, mais elle n'éclaire que d'une façon imparfaite l'étiologie et la pathogénie de ces affections oculaires.

d) *Rétine. Papille. Nerf optique.*

Kuhnt (1), dans son observation XI, parle d'une malade qui présenta la *thrombose de la veine centrale* de la rétine à la suite d'une sinusite frontale compliquée d'érysipèle de la face et d'un phlegmon orbitaire. Sans être nombreuses les observations des troubles papillo-névritiques ont été notées dans un certain nombre de cas.

Kuhnt (2) dit avoir trouvé dans les sinusites frontales tant aiguës que chroniques très souvent un *changement de l'aspect de la pa-*

---

(1) KUHNT (*l. c.*), p. 242 et 121.
(2) KUHNT (*l. c.*), p. 242 et 121.

pille, du même côté que la sinusite. Habituellement il s'agissait d'une légère hyprémie papillaire, les bords de la papille étaient diffus et voilés, irréguliers, les veines étaient augmentées de volume (*Starkeren Füllung der Venen*).

Il aurait dans plusieurs cas établi le diagnostic de sinusite d'après l'aspect de la papille et son diagnostic a été confirmé par l'opération.

Pour cet auteur, ce sont des simples *troubles circulatoires* (hypérémie passive des veines orbitaires, théorie édifiée par Ziem), la cure de la sinusite frontale fit disparaître les troubles papillaires. *Litchwitz* (1), dans son mémoire sur *l'empyème latent du sinus frontal*, relate un cas analogue.

M. B., 58 ans, vient consulter pour douleur frontale et écoulement de pus par la narine gauche datant depuis 24 ans au dire du malade. A l'examen ophtalmologique de l'œil gauche, M. Latrille, chef de clinique ophtalmoscopique de la Faculté de Bordeaux, constate : une congestion très marquée des veines rétiniennes, qui sont presque triplées de volume et qui décrivent un coude très accentué à une distance de un diamètre papillaire. M. Litchwitz crut d'abord avoir affaire à une sinusite maxillaire, mais la suite lui montra qu'il s'agissait d'une sinusite frontale et que le sinus frontal s'était infecté secondairement.

En soignant le sinus frontal par la voie nasale (cathétérisme et la vage avec sa canule), il vit disparaître les douleurs de tête, en même temps qu'à l'ophtalmoscope on constatait la disparition de la congestion des veines rétiniennes.

Dans la thèse de *Sautereau* (2), se trouve une observation très intéressante appartenant à *Richet*.

Il s'agissait d'une sinusite frontale qui avait repoussé le globe oculaire en bas et en dehors en même temps qu'exophtalmié de 2 centimètres. Œdème de la paupière supérieure avec chémosis conjonctival et péricornéen. Le malade avait perdu la faculté de distinguer le jour de la nuit. A l'ophtalmoscope, la papille était hyperémiée et œdémateuse, la rétine et la choroïde normales. La tumeur adossée à la voûte de l'orbite était fluctuante, réductible à la pression et en communication avec une autre tumeur oblongue qui occupait la base de la région sourcilière. A l'incision, il s'écoule un liquide visqueux couleur café au lait.

(1) Litchwitz, *Annales des maladies de l'oreille et du larynx*, p. 132, année 1893.
(2) Sautereau, Thèse, Paris 1870. Cité d'après Ceraso, *l. c.*, p. 390.

La cavité sinusienne fut drainée et après 3 mois il resta une petite fistule qui laissait couler un peu de pus. L'œil avait repris sa place et ses fonctions, il ne restait plus qu'un peu de diplopie qui disparut à son tour.

Pourtant l'examen ophtalmoscopique montra encore une légère altération du disque papillaire, la papille était encore hyperémée et à contour flou, les veines rétiniennes étaient gonflées et tortueuses.

Béthune (1) relate un fait curieux de cécité intermittente durant plusieurs semaines et guérissant complètement par la cure radicale de la sinusite frontale.

A la réunion de la Société française d'ophtalmologie de 1894, Martin (2), de Bordeaux, dit avoir observé dans un cas de sinusite frontale un *rétrécissement du champ visuel* occupant le segment inféro-externe. Il l'explique par la compression du nerf optique, à son entrée dans l'orbite par une tumeur profondément située dans l'angle supéro-interne de l'orbite et qui serait la continuation de la tumeur classique sous-cutanée. Dans son cas l'œil était projeté en avant de 7 centimètres et en dehors et en bas de 10 centimètres. L'acuité visuelle très diminuée, le malade comptait les doigts à 1 mètre.

E. Berger fit remarquer que la situation anatomique du nerf optique le mettait à l'abri des compressions venant du sinus frontal. Pour lui, le rétrécissement du champ visuel venait de l'ostéite qui se serait propagée au trou optique et aurait comprimé le nerf. Cette ostéite se reconnaît à ce que le malade accuse une douleur très vive, lorsqu'on comprime le globe de l'œil d'avant en arrière (symptôme de Hock).

Plus récemment, des lésions du nerf optique dans le décours de la sinusite frontale ont été relatées par Stoerk et par Desbrières.

Stoerk (3) a rapporté à la réunion de la Société viennoise de laryngologie, dans sa séance du 5 janvier 1899, l'observation de deux malades atteints d'amaurose suite de sinusite frontale.

Dans le premier cas, il s'agissait d'une fillette qui souffrait depuis six semaines d'une amaurose de l'œil gauche accompagnée de douleur et d'une forte fièvre. A la clinique ophtalmologique, on constate la perte

(1) Béthune. *Boston M. and S. T.*, 1876, I, 179, cité d'après Ceraso, p. 409.
(2) Martin, *Revue d'Ophtalmologie*, 1894, p. 355.
(3) Stoerk, *Annales de Laryngologie*, janvier 1900.

complète de l'acuité visuelle à la suite d'une *névrite rétro-bulbaire*. En enlevant le cornet moyen, les sondages et les lavages montrèrent une sinusite frontale. On traita cette sinusite par la voie nasale, les phénomènes de douleur et de fièvre se sont amendés, quant à l'acuité visuelle ; la malade aperçoit faiblement une lumière qu'on fait passer sous ses yeux.

L'autre cas de Stoerk concerne un homme souffrant depuis trois jours de fièvre, céphalalgie frontale, œdème violent, inflammation des paupières avec abaissement de l'acuité visuelle. Les oculistes diagnostiquent une névrite du nerf optique attribuable à une sinusite. Sondage du sinus frontal et élargissement du canal naso-frontal. En 3 ou 4 jours, l'œdème inflammatoire des paupières et les maux de tête disparurent et l'acuité visuelle fut recouvrée.

Tout aussi intéressantes sont les observations de *Desbrières*(1). Cet auteur publia dans les *Annales d'oculistique* l'histoire clinique de trois malades atteints d'empyème du sinus frontal et dont deux présentèrent des troubles du côté du nerf optique.

Le premier cas concerne une femme âgée de 38 ans, accouchée depuis 2 mois et chez laquelle des phénomènes douloureux étaient apparus du côté du sinus frontal gauche quelques semaines auparavant. En même temps s'était manifesté un écoulement abondant de pus fétide par la narine gauche. L'œil gauche était exorbitique, déjeté en bas et en dehors. La vision nulle. L'examen ophtalmoscopique montre les signes de la *névrite optique*. La malade n'accepte pas la trépanation du sinus frontal. Les phénomènes aigus s'améliorent néanmoins, mais le nerf optique s'atrophie complètement.

Dans sa seconde observation, il s'agissait d'une jeune fille de 20 ans, éprouvant depuis deux mois des douleurs sur la moitié gauche du front et surtout du côté gauche de la tête. Œdème de la paupière supérieure et chémosis; propulsion de l'œil en avant et un peu en bas. Une ulcération s'était produite au-dessous de la région papillaire, laquelle était restée parfaitement libre.

La vision légèrement troublée dès le début des phénomènes inflammatoires s'obscurcissait tous les jours davantage, et enfin un abcès avait pointé dans le sillon orbito-palpébral supéro-interne qui s'était ouvert spontanément sous l'influence des cataplasmes répétés. A plusieurs reprises, Desbrières pratiqua le curetage du trajet fistuleux, suivi d'injections au sublimé à 1 p. 100 et au nitrate d'argent au 1/50. A la suite de ce traitement, amélioration notable de l'écoulement nasal et des phénomènes oculaires. Petit à petit l'œil reprenait sa place et sa direction, les paupières se dégonflaient, l'ulcération cornéenne était

(1) DESBRIÈRES, *Annales d'oculistique*, 1848. 2e semestre, p. 128.

guérie et les douleurs avaient cessé; le nerf optique s'était décongestionné, la vision était revenue.

III. — Marche et Pronostic.

Une fois que l'orbite est envahie par le pus venant du sinus frontal, les complications les plus graves se manifestent, très souvent avec une grande rapidité. Le phlegmon total de l'orbite, la perte de l'œil, des lésions aiguës intracrâniennes en sont les aboutissants naturels.

IV. — Diagnostic.

Tous les oculistes ont dans leur mémoire des sinusites frontales qu'ils ont dépistées chez des malades qui se plaignaient simplement d'une *migraine* ou d'une *névralgie orbitaire* ou *oculaire*.

Il faut se garder de prendre une *gomme* ou une *ostéo-périostite syphilitique* ou *tuberculeuse* de l'angle supéro-interne de l'orbite pour une infiltration produite par la sinusite frontale.

La *dacryocystite* se distinguera par le passé lacrymal des malades, l'inspection des voies lacrymales, le siège de la tuméfaction qui est plus inférieur.

Le *phlegmon de l'orbite* de cause intra-orbitaire est difficile à diagnostiquer d'une suppuration frontale envahissant l'étage supérieur de l'orbite.

Pour Müller, dans l'empyème du sinus frontal le gonflement de la paupière supérieure est relativement peu accusé, malgré le ptosis très accentué; dans le phlegmon ptosis et gonflement palpébral apparaissent et se développent d'une manière parallèle.

La *carie de l'orbite* peut simuler l'empyème frontal; mais, à l'inverse de ce dernier, elle se montre plutôt chez l'enfant que chez l'adulte et donne lieu à une fistule sise dans la région orbito-malaire (Panas, Lannelongue, Lermoyez).

Citons encore un diagnostic plus facile, c'est celui avec la *ténonite*.

De toute façon il faut rapporter telle complication orbitaire ou oculaire à la sinusite frontale, quand elle lui appartient, ce qui revient à rechercher les signes diagnostiques de la sinusite frontale.

Le *diagnostic certain* est absolument impossible, sauf le cas de fistule, et encore on peut se tromper quelquefois sur le trajet de la fistule.

Trois signes sont surtout à retenir : 1° le *signe de Fränkel négatif*: la position renversée de la tête ne fait pas reparaître du pus dans le méat moyen, préalablement nettoyé; 2° en cas de sinusite maxillaire concomitante, immédiatement après le lavage soigneux de cette dernière cavité, le *pus reparaît dans le méat moyen*, car dans ce cas celui-ci vient du système fronto-ethmoïdal, le sinus maxillaire n'ayant pas eu le temps de se remplir suffisamment pour que le pus déborde à nouveau par son orifice naturel; 3° *l'éclairage par transparence* du sinus frontal (procédé de Vohsen) en plaçant une petite lampe électrique dans l'angle supéro-interne de l'orbite, un sinus frontal se montrant très obscur par rapport à celui du côté *opposé* (d'après Lermoyez) (1).

V. — Traitement.

Comme dans la sinusite ethmoïdale compliquée, les méthodes endonasales sont impuissantes pour guérir une sinusite frontale à accidents orbitaires ou oculaires.

Il faut recourir aux *procédés externes;* deux sont en présence. Celui par la *voie orbitaire*, préconisé par Jansen, Sieur et Jacob, est employé depuis longtemps par les oculistes. Après ouverture de l'abcès et curetage du sinus et des cellules ethmoïdales, on établit une large communication avec les fosses nasales et l'on draine, soit par le nez, soit par la plaie orbitaire.

La *voie frontale* est plus souvent employée par les rhinologistes. Deux procédés se disputent la faveur : *Procédé d'Ogston-Luc :* on trépane immédiatement au-dessus de la racine du nez; par la brèche ainsi faite, l'on curette le sinus et l'on rétablit la perméabilité du canal naso-frontal. Après quoi la plaie extérieure est fermée en drainant par le nez, souvent au moyen d'un

---

1) LERMOYEZ, *Thérapeutique des maladies des fosses nasales, des sinus de la face et du pharynx nasal*, Paris, 1896.

drain en caoutchouc ou par une mèche iodoformée. Aujourd'hui on emploie de plus en plus le *procédé de Kuhnt*, qui enlève toute la paroi antérieure du sinus frontal et tâche ainsi de le supprimer.

[Cachet : Bibliothèque B. F.]

CHAPITRE IV

I. — Description morphologique.

DÉVELOPPEMENT

Le sinus maxillaire se développe vers le cinquième mois par une évagination latérale de la muqueuse nasale, au niveau du premier sillon ou méat ethmoïdal. Logé au début dans l'épais-

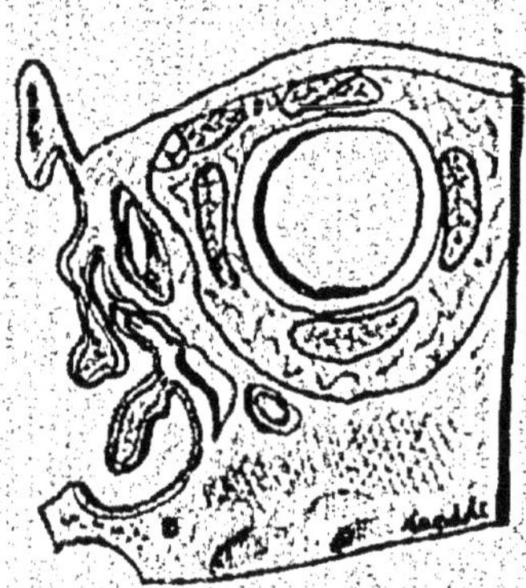

Fig. 10. — Paroi externe de la fosse nasale droite d'un fœtus de 6 mois montrant la formation du sinus maxillaire, situé en dessous d'une cellule ethmoïdale (M. Landolt).

seur de la capsule cartilagineuse du nez, plus tard est entouré par du tissu osseux. Au début, c'est une simple niche qui va en arrière du sillon lacrymal, à l'alvéole de la deuxième molaire. A la naissance présente une forme lacunaire, à grand axe antéro-postérieur. Sa largeur définitive est atteinte dans l'enfance (entre 8 et 10 ans), son développement complet quand la seconde dentition est achevée.

MORPHOLOGIE

a) Creusé dans l'épaisseur de la pyramide orbitaire du maxillaire supérieur, situé au-dessus de la cavité buccale, au-dessous de la cavité orbitaire, en dehors des fosses nasales, à grand axe transversal, présente à considérer trois faces : antérieure, postérieure, supérieure ou orbitaire, et une base formée par la face interne. Le plus important des bords est l'inférieur. Constitué par la réunion de trois parois : antérieure, postérieure et interne, sert d'implantation aux molaires supérieures.

La cavité du sinus maxillaire présente des dimensions très variables, oscillant comme capacité entre 5 et 20 centimètres cubes ; la moyenne est de 10 à 12 centimètres cubes. Les plus grands s'observent chez les vieillards.

b) Souvent, on remarque des *crêtes osseuses* ou des *prolongements de la fibro-muqueuse* sinusale cloisonnant plus ou moins le sinus maxillaire. On les trouve surtout au niveau des angles, ou en bas, formées par la saillie des racines dentaires. Le canal sous-orbitaire, dans le cas où il fait une forte saillie, délimite en dedans un diverticule de la cavité maxillaire ; quelquefois ce diverticule est complètement isolé du reste du sinus par une lamelle osseuse ou fibro-muqueuse, qui va se fixer à la paroi interne. Par la présence de ces *cloisonnements incomplets*, on explique l'échec d'un certain nombre de curetages du sinus maxillaire par la méthode de Caldwell-Luc. Une disposition très intéressante consiste dans le *cloisonnement complet du sinus maxillaire*. Zuckerkandl dit (*loc. cit.*, p. 306) qu'il n'est pas rare de trouver la région postéro-supérieure du sinus, séparée de la partie principale de l'autre par une lame osseuse. Dans ce cas, il y aurait simplement développement exagéré d'une cellule maxillaire (Haller), qui a formé une grosse vésicule osseuse. Dans un cas de Zuckerkandl, cette vésicule atteignait une longueur de 13 millimètres, une hauteur et une profondeur de 9 millimètres.

Quand la lame osseuse de séparation est disposée *verticalement*, le sinus maxillaire est divisé en une partie antérieure généralement plus grande, communiquant avec les fosses nasales par l'orifice classique, et une partie postérieure s'ouvrant dans le méat supérieur par la fissure ethmoïdale inférieure. D'autres fois la lame osseuse est disposée horizontalement ; alors des deux cavités, l'inférieure plus développée communique normalement avec le méat moyen, la supérieure, plus petite, avec la fissure ethmoïdale inférieure.

Gruber a signalé la division du sinus maxillaire en deux cavités, complètement séparées 5 fois sur 200 cas et les deux cavités s'ouvraient constamment dans le méat moyen. Dans un de ces cas, cette disposition se retrouvait des deux côtés. On comprend toute l'importance que peut avoir en pathologie sinusale cette disposition anatomique.

Zuckerkandl explique ces cloisonnements complets par le fait qu'au moment du développement du sinus maxillaire, outre le bourgeon normal provenant du méat moyen, il s'en est formé un autre venant de la fente ethmoïdale inférieure.

Sur nos pièces, nous n'avons jamais trouvé de cloisonnement complet, mais le plus souvent des cloisons verticales situées vers les angles antéro-supérieur ou postéro-supérieur, constituant ainsi des compartiments plus ou moins séparés de la grande cavité sinusale. Nous avons vu aussi des brides fibro-muqueuses sur les parois interne ou externe du sinus à leur partie supérieure ou inférieure.

c) Rien n'est plus variable que les dimensions du sinus maxillaire. On peut avoir des *petits sinus* ou des *sinus rétrécis*, ce qui s'explique dans un certain nombre de cas par la dépression des parois antérieure ou interne vers le sinus ; d'autres fois, il y a un *arrêt de développement* par résorption osseuse incomplète, surtout au niveau du bord alvéolaire ; enfin la présence des *dents enkystées* diminue encore la capacité sinusale.

L'absence même du sinus maxillaire a été signalée par J.-B. Morgagni.

d) A côté des petits sinus maxillaires on a les *grands sinus*, qui le plus souvent poussent des prolongements.

Le canal sous-orbitaire divise la face antérieure du sinus maxillaire en une partie orbitaire interne et une partie externe malaire. Quand la substance osseuse est résorbée en ces endroits, l'on a des diverticules qui peuvent être presque complètement séparés de la grande cavité sinusale par des lamelles osseuses. C'est surtout le *prolongement orbitaire* qui a de l'importance à notre point de vue ; il monte souvent très haut dans la branche montante du maxillaire et présente un rapport très intime avec le canal nasal dont la paroi, à ce niveau, est excessivement mince. C'est ce qui explique cette constatation de Kuhnt et Hajek que les suppurations du sinus maxillaire sont souvent associées aux affections lacrymales.

Nous citerons encore le *prolongement alvéolaire* divisé très souvent en plusieurs fosses par les racines dentaires ; le *prolongement palatin inférieur*, qui dédouble une plus ou moins grande étendue de la voûte palatine ; enfin le *prolongement palatin supérieur* formé par l'absorption de la cellule palatine (véritable cellule tampon d'après l'expression de Sieur et Jacob), établissant une relation intime entre les sinus maxillaire, sphénoïdal et ethmoïdal.

c) *Muqueuse.* — Emanation de la pituitaire, se compose d'un épithélium à cils vibratiles, d'une couche moyenne pourvue de nombreuses glandes et d'une couche profonde fibreuse. Les *artères* viennent en grande parties de la maxillaire interne ; les *veines* se déversent dans le plexus ptérygoïdien, les ophtalmiques et la veine faciale ; les *nerfs* sont des filets du maxillaire interne et du ganglion sphéno-palatin.

II. — Description sommaire des parois.

Paroi antérieure. — La paroi antérieure vue par sa face cutanée est inégale, bosselée. A 6 ou 8 millimètres du rebord orbitaire se trouve le *trou sous-orbitaire*, par où s'échappent la partie terminale du maxillaire supérieur et les vaisseaux sous-orbitaires Sa face sinusienne est presque verticale et régulière ; elle est partagée en deux par le relief très marqué du canal sous-orbitaire, s'infléchissant en bas. Au-dessous du trou sous-orbitaire se trouve la *fosse canine*, dont le plus ou moins de profondeur a une grande influence sur l'expression du squelette de la face et sur la capacité du sinus maxillaire. La partie antérieure est sillonnée des *canalicules osseux* logeant les nerfs dentaires antérieurs, canalicules qui ont été surtout bien décrits par notre maître M. Parinaud (1). Avec des déductions pathologiques im-

(1) Parinaud, *Arch. géner. de méd.*, 1880, p. 667.

portantes, cet auteur a démontré que par leur intermédiaire, surtout chez les enfants, les suppurations alvéolaires se propageaient jusqu'au grand angle de l'œil. C'est la *face chirurgicale* par excellence, surtout depuis la généralisation de l'opération de Caldwel-Luc dans la cure de la sinusite maxillaire.

Paroi postérieure. — Elle limite en avant la fosse zygomatique; par sa partie interne forme la paroi antérieure du creux ptérygo-maxillaire. Les *nerfs dentaires* postérieurs la longent dans toute son étendue, renfermés dans des canaux creusés dans l'os.

Paroi interne. — C'est la plus mince de toutes; elle est divisée par l'insertion du cornet inférieur en deux triangles adossés par leur hypoténuse. Le *triangle antéro-inférieur* répond au méat inférieur. A ce niveau, ..le bombe en dehors surtout en avant, au niveau du canal nasal. C'est par le méat inférieur que la plupart des rhinologistes ponctionnent le sinus maxillaire, pour faire le diagnostic et quelquefois aussi le traitement de la sinusite maxillaire. Le triangle postéro-supérieur représente la partie la plus faible de la paroi. C'est à ce niveau que sont situés les orifices naturels du sinus : l'un constant, l'ostium maxillaire; l'autre accessoire se rencontrant plus rarement. L'*ostium maxillaire* est distant de 45 millimètres de la narine, d'après les mensurations de Sieur et Jacob ; il est fermé en avant par la gouttière de l'unciforme, en arrière par un *repli muqueux* allant de l'unciforme sur la paroi externe des fosses nasales. Ce repli est disposé obliquement de haut en bas et d'arrière en avant, c'est lui qui commande la direction générale de l'ostium, disposé ainsi contrairement à la direction de la gouttière de l'unciforme qui, elle, se dirige de haut en bas et d'avant en arrière.

L'ostium maxillaire peut être considéré comme un canal ayant 7 à 8 millimètres de longueur, un orifice supérieur nasal aplati transversalement et un orifice inférieur sinusal, le plus souvent arrondi. Quelquefois l'ostium maxillaire est subdivisé en deux; de même on rencontre des petites cloisons délimitant des niches à côté de l'ostium maxillaire, dans l'intérieur de la cavité sinusale.

L'orifice *accessoire* situé un peu en arrière se rencontre d'après Zuckerkandl, 8 à 10 fois sur 100; a été dénommé aussi orifice de Giraldès, cet auteur le considérait comme produit par un processus pathologique.

III. — Paroi supérieure de l'antre (paroi ophtalmologique).

A) DESCRIPTION DE LA VOUTE OSSEUSE DE L'ANTRE

La paroi supérieure de l'antre est la plus mince après l'interne (0^{mm},5 à 1 millimètre d'épaisseur), constitue le plancher de l'orbite. En plus de l'os maxillaire supérieur est formée par le processus orbitalis du palatin et une petite languette de l'os malaire. La base antérieure répond au rebord orbitaire ; le sommet postérieur à l'apophyse orbitaire du palatin. De ses deux bords : l'externe limite en dedans la fente sphéno-maxillaire et se réunit avec la portion orbitaire de l'os malaire, le bord interne s'unit successivement avec les bords inférieurs de l'unguis et de l'ethmoïde. Elle présente deux inclinaisons : l'une de haut en bas et d'arrière en avant, l'autre plus prononcée de haut en bas et de dedans en dehors ; de telle sorte que, dans la ponction du sinus maxillaire au niveau du deuxième méat par la méthode de Hartmann, on a beaucoup de chance à atteindre l'orbite.

La paroi supérieure de l'antre ou inférieure de l'orbite est partagée par un *sillon* large de 2 millimètres, profond de 1 millimètre dans une partie interne comprenant les deux tiers et une partie externe complétant l'autre tiers de la face orbitaire, mais cette situation du sillon n'a rien de fixe, souvent il est beaucoup plus interne. Nommé par les Allemands *sulcus infra orbitalis*, commence à la partie la plus élevée de la voûte antrale et se dirige directement d'arrière en avant. Le plus souvent au milieu de la paroi orbitaire reçoit une voûte osseuse et devient le *canal sous-orbitaire*. A un centimètre en moyenne en arrière du rebord orbitaire, le canal orbitaire s'incline en bas et en avant faisant une forte saillie dans l'intérieur du sinus maxillaire, contient le nerf maxillaire supérieur et l'artère sous-orbitaire, très rarement, il existe une veine sous-orbitaire. Signalons une variété indiquée par Langer : le sillon et le canal sous-orbitaire ne passent pas dans certains cas à travers, mais autour de la périphérie du maxillaire supérieur ; derrière le rebord orbitaire, tout à côté de l'ouverture du canal lacrymal, se trouve une *fossette* souvent peu apparente pour l'insertion de l'oblique inférieur.

C'est du côté du bord interne du plancher orbitaire que nous avons à considérer des rapports importants :

Tout d'abord le maxillaire s'unissant avec l'unguis délimite le *canal lacrymo-nasal*, qui est complété en dedans par le cornet inférieur. Aplati transversalement à sa partie supérieure, mesurant dans le sens antéro-postérieur 6 à 7 millimètres et 4 millimètres dans le sens transversal, se dirigeant en bas, en dedans et en arrière, s'évase à sa partie inférieure finissant après un parcours de 10 à 12 millimètres.

Plus en arrière, le sinus maxillaire entre en rapport avec les *cellules ethmoïdales*. Les cellules ethmoïdales antérieures le touchent par un simple bord ; quelquefois elles sont proéminentes ou même s'ouvrent dans le sinus maxillaire, surtout quand l'orifice sinusal est très antérieur. Quant aux cellules ethmoïdales postérieures, le sinus maxillaire en constitue le plancher sur une longueur de 2 1/2 centimètres et une largeur de 1 1/2 centimètre. Le sinus maxillaire envoie quelquefois entre les cellules ethmoïdales son prolongement palatin : d'autres fois les cellules ethmoïdales bombent du côté de sa cavité.

On cite le fameux cas de Zuckerkandl où il existait une communication directe entre une cellule ethmoïdale postérieure, le sinus maxillaire et la cavité orbitaire.

Plus en arrière encore le sinus maxillaire peut se mettre en rapport avec le *sinus sphénoïdal*, quand il existe des grands sinus, qui poussent chacun un prolongement ; mais le plus souvent ils sont séparés par une distance minima de quelques millimètres.

Nous aurons fini avec la description de la voûte osseuse antrale quand nous aurons cité les trouvailles de Zuckerkandl sur les *déhiscences* de cette paroi. Il a rencontré trois formes de déhiscence : la forme la plus fréquente survient avec l'âge par suite de *résorption* de la substance osseuse. Les parois sont minces comme une feuille de papier et on observe par place des pertes de substance. Une autre forme se développe sur le plancher des canaux vasculaires profondément excavés. Enfin, la troisième forme est due à un arrêt de développement du système osseux. Il a trouvé quatre cas de cette variété. Un des cas présentait entre le canal sous-orbitaire et l'articulation du maxillaire supérieur avec l'ethmoïde une lacune en forme de croissant, longue de 16 millimètres, large de 3 à 4 millimètres. Dans le deuxième

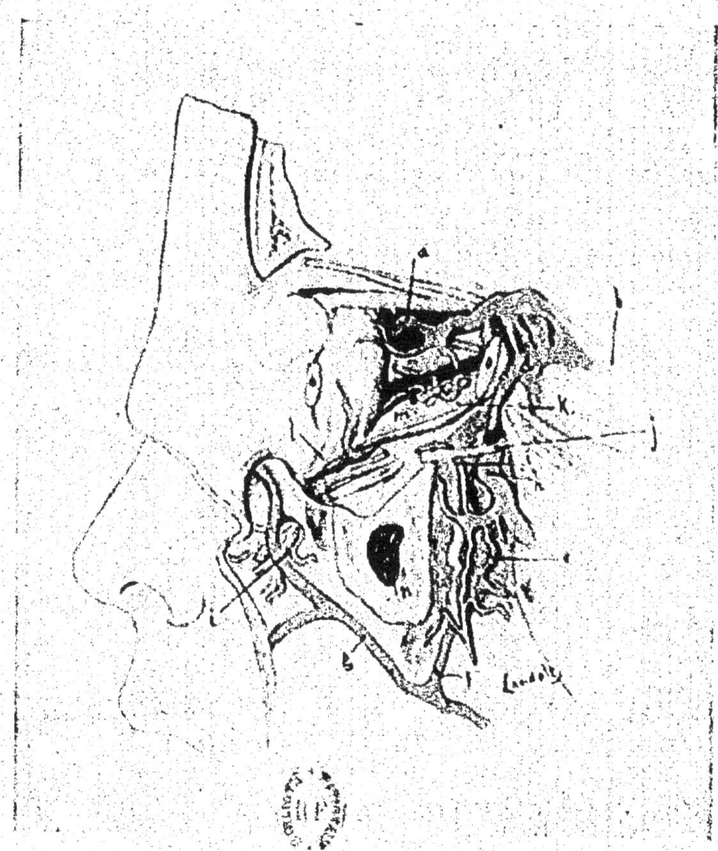

Rapports du sinus maxillaire avec les organes orbitaires.

a, veine ophtalmique supérieure; *b*, sinus caverneux; *c*, veine ophtalmique inférieure; *d*, anastomose des ophtalmiques avec les veines ptérygoïdiennes; *e*, veines ptérygoïdiennes; *f*, veine ophtalmo-faciale; *g*, veine faciale; *h*, artère maxillaire interne; *i*, artère sous-orbitaire; *j*, nerf maxillaire supérieur; *k*, nerf du petit oblique; *l*, muscle petit oblique; *m*, muscle droit inférieur; *n*, cavité sinusale; *o*, muscle droit externe.

cas, la paroi orbitaire inférieure montrait 2 lacunes ; dans le troisième cas, on trouvait une déhiscence anguleuse vers la région postérieure du plancher orbitaire, et dans le quatrième cas on en découvrait une linéaire sur la même lame osseuse.

La preuve qu'il s'agit là d'un arrêt de développement, dit Zuckerkandl, est fournie par le fait que les bords de la région déhiscente ont un aspect différent de celui des lacunes, provenant d'une atrophie, et que ces anomalies coïncident avec des arrêts de développement de l'ethmoïde.

B) RAPPORTS AVEC LES ORGANES ORBITAIRES

Le *périoste* qui recouvre le plancher de l'orbite est mince et résistant, il est surtout adhérent au rebord orbitaire ; à ce niveau s'unit au ligament large inférieur et au muscle palpébral inférieur pour compléter en bas le *septum orbitaire*.

Au niveau de la fente sphéno-maxillaire se trouve situé le *muscle orbitalis* des auteurs allemands, offrant seulement quelque intérêt au point de vue de l'anatomie comparée.

a) Les rapports les plus intimes avec le sinus maxillaire sont ceux des *organes contenus dans le canal sous-orbitaire*, nerf maxillaire supérieur et artère sous-orbitaire ; tout à fait exceptionnellement on trouve une veine sous-orbitaire.

Nous avons décrit plus haut le canal sous-orbitaire, mais nous citerons ici un fait qui est signalé par tous les auteurs : la présence de *déhiscence de la paroi inférieure du canal* ; ce qui met le nerf maxillaire supérieur en rapport tout à fait intime avec la muqueuse sinusale.

Le *nerf maxillaire supérieur* à la sortie de la fosse ptérygo-maxillaire s'engage dans la gouttière sous-orbitaire recouvert et séparé des autres organes orbitaires par le périoste orbitaire. Au moment de pénétrer dans la gouttière, il rencontre *l'artère sous-orbitaire* qui naît de la maxillaire interne au moment où cette dernière passe par l'arrière-fond de la fosse ptérygo-maxillaire ; au point de rencontre, le nerf maxillaire supérieur est supérieur à l'artère sous-orbitaire ; celle-ci dans la gouttière passe en dedans de lui, situation qu'elle occupera constamment jusqu'à sa terminaison.

Dans le canal sous-orbitaire donc nerf et artère cheminent côte à côte, l'artère en dedans, le nerf en dehors, et arrivent ainsi à l'orifice antérieur de ce canal.

Arrivés au niveau de l'orifice antérieur du canal sous-orbitaire, les organes contenus finissent de la façon suivante : le nerf sort par la partie externe du trou sous-orbitaire en un faisceau de ramifications, dont les unes ascendantes vont gagner la peau de l'angle interne de l'œil et la paupière inférieure, d'autres à direction horizontale se dirigent en dedans vers l'aile du nez, enfin il y a des ramifications descendantes pour la lèvre supérieure. L'artère sous-orbitaire sort en dedans du nerf et s'épanouit en des nombreuses branches entremêlées avec les rameaux nerveux signalés plus haut ; branches ascendantes pour la paupière inférieure, internes pour la face latérale du nez, descendantes pour la joue et externes qui s'anastomosent avec des branches de la faciale.

Dans leur trajet orbitaire, artère et nerf sous-orbitaires fournissent des rameaux importants ; l'artère avant de pénétrer dans le canal même donne une ou plusieurs *branches orbitaires* ; celles-ci après, avoir cheminé entre le périoste et l'os, se rendent à la paupière inférieure ; au sac lacrymal, à la joue, un rameau va à la glande lacrymale, en plus la sous-orbitaire fournit dans le canal une branche dentaire. Quant au nerf maxillaire supérieur, il donne naissance, avant de pénétrer dans l'orbite, à un *rameau orbitaire* qui, arrivé dans l'orbite, se divise en un rameau supérieur ou lacrymo-palpébral s'anastomosant avec le rameau lacrymal de l'ophtalmique et un filet temporo-malaire pour la peau de la joue et de la fosse temporale. Voilà les organes orbitaires qui présentent les rapports les plus intimes avec le sinus maxillaire ; quant aux autres organes, leurs rapports sont moins directs.

b) Nous devons citer ainsi le *muscle droit inférieur*, qui, prenant insertion en arrière sur le faisceau inférieur du tendon de Zinn, se porte jusque vers la partie antérieure de l'orbite, séparant le nerf optique du plancher orbitaire ; à sa partie antérieure est séparé du plancher par le muscle petit oblique.

Le *muscle droit inférieur* est côtoyé sur son bord externe par le rameau nerveux du petit oblique.

c) A la *partie postérieure* un rapport qui mérite d'être étudié, c'est celui avec le *nerf optique*. Certains auteurs ont cité des cas de compression du nerf optique par ectasie du sinus maxillaire. Pourtant le nerf optique est toujours séparé du sinus maxillaire par une distance d'au moins un centimètre, d'après nos mensurations.

C'est également dans cette région que l'on trouve des *communications veineuses* entre les veines des *plexus ptérygoïdes* et les *veines ophtalmiques*.

Festal (1) compare les veines des plexus ptérygoïdes à une éponge veineuse: « c'est une série de gros troncs juxtaposés, sinueux, flexueux sans raison, échangeant à chaque instant des anastomoses droites ou contournées, petites ou grosses ». Ces veines envoient une ou plusieurs anastomoses aux veines ophtalmiques, lesquelles pénètrent dans l'orbite à travers la fente sphéno-maxillaire. De même, une branche de la veine ophtalmo-faciale après avoir franchi la fente sphéno-maxillaire se porte en haut et en arrière et débouche le plus souvent dans l'ophtalmique inférieure, d'autresfois dans la supérieure ou même dans le sinus caverneux. Dans notre planche IV, l'anastomose entre les veines temporales et orbitaires était représentée par un plexus veineux circulaire.

Lorsque ces anastomoses entre les veines orbitaires et extra-orbitaires manquent (Gurwitsch, Festal), il y a un développement exagéré des veines qui, à travers l'os, unissent la circulation orbitaire au plexus de la fosse temporale.

d) *A la partie antérieure du plancher orbitaire*, nous avons à noter des rapports avec le muscle petit oblique, les voies lacrymales et de nombreuses branches artérielles et veineuses.

Le *muscle petit oblique* s'insère par un puissant et court tendon sur une petite fossette criblée de rugosités et qui est située à 4 millimètres en dehors du sac lacrymal, immédiatement derrière le rebord orbitaire. De là se dirige en haut, en arrière, et en dehors, et vient s'attacher sur l'hémisphère postérieur du globe dans son quadrant inféro-interne. Sa gaine musculaire envoie un prolongement orbitaire aponévrotique, qui va se fixer à l'angle inféro-interne de l'orbite.

<hr>

(1) FESTAL, *Recherches anatomiques sur les veines de l'orbite* (Thèse de Paris, 1887).

Les *voies lacrymales* occupent l'angle inféro-interne du plancher orbitaire; à ce niveau le sac lacrymal se continue avec le canal nasal. La plupart du temps, rien ne marque cette transition; mais quelquefois on trouve un peu plus bas que l'extrémité inférieure du sac une saillie sur la paroi interne du canal, c'est ce qu'on appelle la valvule de Huschke. Sac et canal ont une direction oblique de haut en bas, d'avant en arrière et de dehors

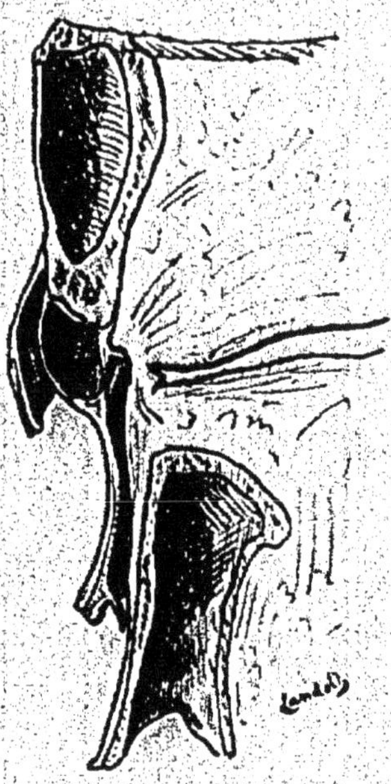

Fig. 11. — Rapports des voies lacrymales avec le sinus maxillaire. M. Landolt

en dedans, de telle sorte qu'ils font une saillie assez marquée du côté du sinus maxillaire.

Par rapport au sinus maxillaire occupe soit son angle antéro-interne, soit la partie la plus antérieure de la face interne.

Un *riche réseau artériel* et *surtout veineux* se trouve disséminé à la partie antérieure du plancher orbitaire.

Les artères viennent de la *sous-orbitaire*; celle-ci donne dans la fente sphéno-maxillaire ou dans le canal sous-orbitaire, un rameau appelé rameau orbitaire. Celui-ci, après avoir longé le tiers interne de l'orbite, se divise vers le rebord orbitaire antérieur en deux branches : a) une se dirigeant en dedans longe le rebord orbitaire antérieur et fournit à son tour de nombreuses ramifications pour le sac lacrymal et le périoste ; *b*) l'autre externe passant sur le rebord orbitaire antérieur se partage en deux rameaux finissant dans la peau de la joue.

Mais surtout abondantes sont les *veines* à la partie antérieure du plancher orbitaire ; elles constituent le réseau d'origine de la veine ophtalmique inférieure. Celle-ci naît vers la face interne de l'orbite de la façon suivante : une branche veineuse venant de la veine faciale enjambe de bas en haut le rebord orbitaire en perforant le septum orbitaire, puis passe sous le muscle petit oblique, reçoit des veinules extrêmement nombreuses venant : du sac lacrymal, des veinules palpébrales et de la joue, des veinules qui longent le plancher orbitaire, des veinules musculaires venant du petit oblique, enfin très rarement la veine sous-orbitaire. Ainsi formé, le tronc de l'ophtalmique inférieure se dirige en arrière et en haut, accueille des veines vortiqueuses et des veines musculaires, et continuant son trajet envoie une ou deux anastomoses à l'ophtalmique supérieure, puis finit en se jetant soit dans le sinus caverneux, soit le plus souvent dans la veine ophtalmique supérieure.

Nous avons recherché vainement sur nos dissections la veine décrite par Gaillard (1), qui, « issue de l'antre d'Highmore, perfore la paroi orbitaire pour se jeter dans la veine ophtalmique supérieure. »

I. — Complications orbitaires.

A) *L'ostéo-périostite.* — L'ostéo-périostite dans la sinusite maxillaire se produit de deux façons (Salva) (2).

a) L'inflammation, après avoir atteint la muqueuse sinusale, envahit la paroi profonde fibreuse ou périostique. Alors le

(1) GAILLARD, *Contribution à l'étude de la phlébite des veines ophtalmiques.* Thèse de Paris, 1887
(2) SALVA, *Des complications inflammatoires de l'orbite dans les sinusites maxillaires.*

périoste se gonfle, rougit ; les vaisseaux se dilatent, la couche ostéogène prend un aspect gélatineux et les adhérences avec l'os deviennent presque nulles ; le tissu osseux sous-jacent présente d'abord les signes de l'ostéite raréfiante ; sa surface se parsème de petites taches rouges produites par des bourgeons charnus faisant issue des canaux de Havers, considérablement élargis ; ces bourgeons sont formés des éléments de la moelle qui se sont accrus par prolifération. La paroi osseuse étant très mince, l'inflammation peut se propager de proche en proche à travers les canaux de Havers jusqu'à la face opposée de la paroi, où l'on va observer les mêmes phénomènes, avec cette différence que la phlegmasie s'avance de l'intérieur de la paroi vers l'extérieur.

b) Dans les cas *aigus*, les phénomènes inflammatoires sont plus intenses : l'ostéo-périostite suppurante va se substituer dès les premiers jours à l'ostéo-périostite raréfiante, la fibro-muqueuse se décollera sur une grande étendue, et l'os, frappé de mortification, infiltré de pus, sera détruit de l'intérieur du sinus vers la cavité orbitaire ; une perforation osseuse plus ou moins grande fera communiquer le sinus avec le périoste du plancher de l'orbite ; il se formera alors un abcès sous-périosté orbitaire qui se propagera au tissu cellulaire graisseux de l'orbite, produisant un phlegmon de ce tissu.

1° Ostéo-périostite de la paroi antérieure de l'orbite. — Début brusque avec quelques phénomènes généraux. Douleur à la partie antérieure de l'orbite, augmentée par la pression. Chémosis dans le cul-de-sac conjonctival inférieur. Déplacement du globe oculaire en haut et un peu sur le côté. Souvent diplopie verticale.

Un petite tumeur se forme qui arrive très vite à la fistule. Fage a noté l'anesthésie de la peau dans la région du nerf sous-orbitaire.

Quant aux *complications lacrymales*, Kuhnt et Hajek ont insisté sur la fréquence toute particulière dans la sinusite maxillaire, ce qui s'explique par les rapports intimes du canal nasal avec le sinus maxillaire.

Nous avons observé trois cas de fistule orbitaire, suite de sinusite maxillaire d'origine dentaire. Dans les trois cas, il s'agissait de gonflement de la joue et d'œdème de la paupière inférieure qui furent incisés et se fistulisèrent ensuite. La fistule siégeait, dans ces trois cas, dans la moitié externe du rebord orbitaire antérieur. Dans un cas, il y avait de la diplopie verticale croisée. Avec le stylet, l'on arrivait dans le sinus maxillaire. Nous complétâmes le diagnostic par l'injection des liquides colorés par la fistule, qui passèrent dans le nez. La cause était dentaire, et l'examen bactériologique montra que l'on avait affaire surtout à des espèces anaérobies. Dans ces trois cas, en pratiquant l'opération de Caldwell-Luc, la fistule se referma d'elle-même en très peu de temps.

Notre maître, M. Landolt, nous a communiqué, se rapportant à notre sujet, une intéressante observation inédite où il trouva à la suite d'une sinusite maxillaire de la diplopie verticale et croisée.

Alfred Not..., âgé de 30 ans, présente à droite : de la protrusion du globe oculaire, excursions par en bas restreintes, strabisme *sursum-vergens* et légèrement divergent. Diplopie verticale de 10⁴ et légèrement croisée. Œil droit plus haut. Suite d'une inflammation de l'antre d'Highmore datant du mois de février de l'année courante.

2° OSTÉOPÉRIOSTITE DE LA PAROI POSTÉRIEURE DU PLANCHER DE L'ORBITE. — Le plus souvent à évolution *chronique* ; se manifeste par les symptômes suivants : douleurs spontanées, atroces, sourdes, siégeant dans la profondeur de l'orbite. La douleur provoquée est caractéristique. Mackensie a signalé un symptôme auquel il attache beaucoup d'importance : la pression sur les bords de l'orbite détermine une douleur vive au niveau du point profond malade.

Gonflement énorme des paupières, surtout de l'inférieure, qui recouvrent complètement le globe oculaire et ne peuvent s'écarter. Exophtalmie, directe le plus souvent, quelquefois latérale. Chémosis péricornéen. Ces symptômes peuvent présenter des moments d'exacerbation, après lesquels il y a une phase de repos, ou aboutir à la forme aiguë, qui, le plus souvent, survient d'emblée.

Quelquefois la complication orbitaire peut être produite par l'*ethmoïdite concomitante*, comme semble en témoigner l'observation suivante inédite, que nous a communiquée notre ami le Dr Collinet :

C..., ouvrier maçon, 46 ans, se présente le 18 octobre 1901 à la consultation de l'hôpital Boucicaut. Il a une tuméfaction assez marquée de la joue gauche et de l'œdème des deux paupières de ce côté, particulièrement de la paupière inférieure, qui est un peu rouge et tendue. Depuis longtemps il mouchait du pus du côté gauche, mais, depuis quelques jours, cet écoulement a considérablement diminué.

A l'examen *rhinoscopique* on trouve à gauche un cornet inférieur assez tuméfié ; il existe quelques productions polypoïdes, entourées d'une sécrétion purulente, dans le méat moyen. Opacité complète du sinus maxillaire à la diaphanoscopie ; sinus frontal semble transparent. Température : 39° ; langue saburrale, inappétence, lassitude. État général mauvais. Rien dans les urines.

Séance tenante, on enlève la première grosse molaire supérieure qui était dans un état avancé de carie, et on perfore l'alvéole, de façon à drainer le sinus maxillaire. Un lavage à l'eau faiblement phéniquée est envoyé dans la cavité, mais le liquide ne s'écoule pas par le nez. On augmente la pression de l'eau de lavage, et on voit alors nettement se produire de *l'œdème de la paupière supérieure*, en même temps que le malade accuse une tension douloureuse de ce côté. Immédiatement on cesse l'injection, et une grande partie du liquide s'écoule, mélangé de pus, par l'orifice alvéolaire. Une sonde cannelée, introduite doucement dans cet orifice, pénètre plus profondément que le plancher de l'orbite, sans être arrêtée par le moindre obstacle, et semble s'engager dans les tissus mous de l'orbite, en arrière et en dedans du globe oculaire. Cette exploration n'est pas prolongée ; on se contente de mettre une mèche iodoformée dans l'orifice du sinus.

Le lendemain la fièvre persiste ; le malade, momentanément soulagé par l'ouverture du sinus, se plaint du gonflement et de la tension de la joue.

On pratique alors la cure radicale d'après le procédé de Luc. Une fois la muqueuse et le périoste de la fosse canine réclinés, la curette effondre facilement la paroi antérieure du sinus, qui est réséquée en totalité à la pince-gouge. Le sinus est plein de fongosités en partie sphacélées et d'odeur fétide. Le plancher de l'orbite semble intact sur toute son étendue, mais à la partie supéro-interne du sinus la curette pénètre facilement dans les cellules ethmoïdales pleines de fongosités qu'on enlève. Effondrement de la face interne du sinus, résection de la moyenne partie du cornet inférieur. Tamponnement avec une longue mèche iodoformée ressortant par le nez. Suture de la plaie buccale.

L'ostéopériostite aiguë débute à grand fracas, avec des phénomènes généraux graves : fièvre, frissons, etc., douleurs très vives dans le fond de l'orbite, exophtalmie, infiltration énorme des paupières.

Dans ces cas aigus les phénomènes évoluent avec une grande rapidité et peuvent se propager aux autres parois de l'orbite, au nerf optique et aux méninges. On a dans ces cas des névrites optiques, des méningites, des abcès du cerveau.

C'est dans ces cas aigus que l'on voit, au moment de l'opération ou à l'autopsie, de grands dégâts osseux.

Dans les ostéopériostites orbitaires provoquées par la sinusite maxillaire l'on remarque le plus souvent la *névrite optique par stase*, avec rétrécissement du champ visuel et diminution de l'acuité visuelle. On l'explique par la propagation de l'ostéo-périostite au *trou optique*, produisant la compression du nerf et l'inflammation de sa gaine.

Il ne pourrait pas s'agir, comme l'avait soutenu Martin, de Bordeaux, en 1899 (Société française d'ophtalmologie), d'une compression du nerf optique par le sinus maxillaire dilaté, car, d'après nos mensurations, le sinus maxillaire n'est jamais en rapport direct avec le nerf optique, il en est toujours séparé par une distance minima de 12 à 15 millimètres, occupée par des parties molles de l'orbite, tissu graisseux, muscle droit inférieur, etc.

b) *Phlegmon orbitaire.*

La sinusite maxillaire est parmi les sinusites celle qui provoque avec une prédilection toute particulière le phlegmon orbitaire. Comme preuve on n'a qu'à citer la statistique de Germann, de Saint-Pétersbourg (Congrès international de Moscou de 1897), où la sinusite maxillaire, seule ou associée aux autres sinusites, entrait en ligne de compte pour plus de la moitié des cas.

La pathogénie la plus rationnelle, c'est-à-dire l'infection du tissu cellulaire orbitaire par contiguïté (par *l'intermédiaire de l'ostéo-périoste du plancher*), est seule sûre. Duplay l'a dit, il y a déjà longtemps, que le phlegmon orbitaire d'origine dentaire provient, dans la majorité des cas, d'une périostite du plancher de cette cavité, consécutive à une inflammation de l'antre d'Highmore.

On a soutenu que le phlegmon orbitaire pouvait succéder à une *phlébite primitive* des veines, qui de l'antre vont à l'orbite. Gaillard (1) avait décrit une petite veine partant de l'antre pour se déverser dans la veine ophtalmique supérieure ; de même,

(1) GAILLARD, *Sur la Phlébite des veines ophtalmiques*, Thèse de Paris, 1886.

	AUTEURS	DATE	AGE	SEXE	COTÉ	ÉTIOLOGIE	DIAGNOSTIC	GLOBE, ORBITE PAUPIÈRES	ACUITÉ visuelle	COMPLICATIONS	TRAITEMENT	TERMINAISON
								Cas d'origine dentaire.				
	Fischer.	1830	27	H.	G.	Extraction d'une molaire supérieure.	Par la nécropsie.	Légère exophtalmie. Globe immobile caché par la paupière supérieure tuméfiée. Douleurs oculaires. Prolapsus iris.	Amaurose.	Suppuration intracrânienne.	Ouverture d'un abcès de l'angle interne. Compresses émollientes. Puis, calomel, digitale. Onguent gris sur la tête. Sinapismes aux jambes et à la plante des pieds. Lavement.	Mort.
2	Sovet.	1815	40	H.	G.	Carie d'une molaire supérieure.	Douleur de la région alvéolaire : écoulement clair incolore de la plaie d'extraction. Pus fétide par la narine gauche.	Exophtalmie. Œdème des paupières. Tension, rougeur, immobilité de la paupière supérieure. Globe intact. Larmoiement.	Très diminuée à gauche.	—	Compresses froides. Incisions de point ramolli au bord orbitaire. Ouverture du sinus au trocart par l'alvéole. Lavages.	Guérison.
3	Poucher.	1855	38	F.	?	Vieille antrite suppurée venant de la première prémolaire.	Autopsie.	Empyème de l'orbite.	Amaurose.	Propagation vers le cou et le cerveau.	—	Mort.
4	Salters.	1880	25	F.	Dr.	Carie d'une molaire supérieure droite.	Douleur et tumeur de la joue droite. Pus par la narine droite et par l'ouverture alvéolaire.	Paupières gonflées. Abcès à l'angle interne. Exophtalmie. Conjonctivite. Pupilles dilatées et immobiles. Mouvements nuls. Anémie du nerf optique.	Amaurose.	—	Deux ponctions à l'angle interne. Ouverture de l'antre par l'extraction de la molaire. Ablation d'un grand séquestre du plancher orbitaire et du maxillaire supérieur.	Guérison avec cécité à droite.
5	Mair.	1866	30	H.	G.	Carie de la troisième molaire supérieure.	Nécropsie.	Exophtalmie. Chémosis.	—	Suppuration intracrânienne.	—	Mort.
6	Schnabel.	1888	24	F.	G.	Extraction de la 2e molaire supérieure gauche.	Liquide fétide sort par l'alvéole. Joue gonflée.	Exophtalmie. Œil repoussé en dehors, peu mobile. En haut et en dedans du bord cornéen, ouverture de la sclérotique où sort pus fétide, puis perforation cornée, prolapsus iris. La sonde arrive par l'ouverture de la paupière inférieure au bord orbitaire descend jusqu'au canal optique.	Amaurose.	Abcès de la joue.	Ponction de la paupière supérieure, évacuation du pus; idem pour la paupière inférieure. Lavage de la fistule.	Guérison.
7	Schnabel.	1890	24	H.	G.	Extraction de la première molaire supérieure.	La ponction de l'alvéole dentaire fait sortir du pus.	Exophtalmie. Examen ophtalmoscopique; fond d'œil normal.	Amaurose.	—	Ponction de l'alvéole, puis sous la paupière inférieure.	Guérison avec amaurose.
8	C. Hirsch.	1893	20	F.	G.	Extraction de la 2e molaire supérieure.	Tumeur de la joue. Pus par la gencive au-dessus et en arrière de la dent extraite. Sécrétion purulente claire par le nez.	Paupière gonflée. Protrusion du globe, plus haut d'une demi-cornée qu'à droite. Abduction entravée. Pupille réagit légèrement. Milieux clairs. Papille blanche bleuâtre, à bords flous. Pigment autour de la papille. Par la fistule palpébrale la sonde constate la perforation du plancher orbitaire.	Amaurose.	—	Réunion des deux fistules de la paupière inférieure. Lavages. Tamponnement à la gaze iodoformée. La ponction de l'antre ne réussit pas.	Amélioration.
9	Page.	1893	29	H.	G.	Extraction de la première molaire.	Sensibilité à la pression de la joue. La ponction de l'antre donne du pus.	Exophtalmie à gauche. Mouvements du globe empêchés. Pupilles dilatées. Fond d'œil normal.	—	—	Saignée locale. Friction avec pommade mercurielle. Désinfection de la bouche. Ouverture de la capsule de T.; u dans l'angle infé.-interne, puis incision de la paupière inférieure, enfin ouverture de l'antre au trocart à la place de la dent extraite. Irrigation. Curetage. Cautérisation de l'angle interne de l'œil.	Guérison.

	AUTEURS	DATE	AGE	SEXE	COTÉ	ÉTIOLOGIE	DIAGNOSTIC	GLOBE. ORBITE PAUPIÈRES	ACUITÉ visuelle	COMPLICATIONS	TRAITEMENT	TERMINAISON
10	Brunschwig.	1896	42	F.	Dr.	Dents cariées.	Cornet moyen droit plein de pus. Ecoulement par la narine droite, surtout en penchant la tête. Douleur dans la moitié droite de la face, périorbitaire et occipitale. Pus et mucus à la ponct. de l'antre.	Exophtalmie prononcée. Douleur de l'œil droit. Ulcère. Prolapsus de l'iris.	—	—	Extraction de la 2e molaire supérieure. Ouverture de l'antre. Incision de la paupière supérieure. Irrigation. Drainage.	Guérison.
11	Valude.	1895	21	F.	Dr.	Carie de la première molaire.	Pus par l'ouverture de l'antre.	Exophtalmie. Œil droit immobile. Injection périkératique jaunâtre. Séquestration du bord inférieur.	Diminuée.	—	Incision de la paupière inférieure au rebord orbitaire. Extraction de la dent cariée. Ouverture de l'antre par l'alvéole. Irrigation. Curetage par l'incision du bord orbitaire, puis drainage. Ablation du séquestre, plus tard résection d'une portion du bord orbitaire.	Guérison.
12	Panas.	1895	31	H.	Dr.	Carie d'une molaire droite supérieure.	Ecoulement du pus fétide par la narine droite. Joue enflée. Douleur dans la moitié droite de la face. Par l'ouverture de l'antre, s'écoule du pus fétide.	Globe immobile. Pupilles et 2 yeux normales. Papilles légèrement décolorées. Veines dilatées sans pulsations. Artères rétrécies.	A peine sensation lumineuse à dr.	Suppuration intracrânienne	Incision de la paupière supérieure. Ouverture de l'antre droit par l'extraction de la première molaire et trépanation. Irrigation. Section en T de la paupière inférieure.	Mort 5 semaines après commencement de la maladie.
13	Schiess et Schwendt.	1894	26	H.	G.	Carie de la première et de la deuxième grosse molaire.	Depuis deux mois écoulement de pus fétide par la narine gauche. Pus dans l'antre. Extract. de la dent cariée et ouvert. de l'antre.	Exophtalmie. Limitation des mouvements dans tous les sens. Chemosis inflammatoire. Milieux transparents.	A gauche 2,5 à la sortie.	—	En semaine de la fistule palpébrale. Extraction des deux dents cariées. Trépanation de l'antre par l'alvéole. Irrigation.	Guérison.
14	Mellinger et Haltsver.	1896	28	H.	Dr.	Extraction d'une molaire droite supérieure.	Secrétion purulente par la narine droite. L'ouverture de l'antre par l'alvéole donne du pus.	Exophtalmie. Limitation des mouvements dans tous les sens. Chemosis inflammatoire. Excretion purulente lente. Milieux transparents. Veines sinueuses. Sensibilité à la pression. Paup. gonfl., œdémateuses.	S. 10/2e.	—	Lavages antiseptiques de la bouche. Tamponnement par l'ouv. Trépanation de l'antre par l'alvéole. Tamponnement iodoformé. Irrigation. Incision de la paupière supérieure et drainage.	Guérison.

Cas d'origine nasale.

	AUTEURS	DATE	AGE	SEXE	COTÉ	ÉTIOLOGIE	DIAGNOSTIC	GLOBE. ORBITE PAUPIÈRES	ACUITÉ visuelle	COMPLICATIONS	TRAITEMENT	TERMINAISON
15	Bruck.	1851	45	H.	G.	Inflammation à répétition de la muqueuse nasale et de l'antre.	Ecoulement de pus par la narine gauche. Douleurs des dents et de l'antre.	Exophtalmie. Paupières fortement rouges. Le globe divergent.	Amaurose.	Inflammation de tout le maxillaire sup. g. Amaurose. Paralysie de la langue et du pharynx.	Sac de sable chaud sur la joue. Cure Commerain.	Guérison avec amélioration de la vue (partie).
16	Schaeffer.	1883	28	H.	Dr.	Coryza aigu.	Ecoulement muco-purulent fétide par la narine droite.	Lésion de l'angle interne de la paupière. Coins du pus fétide.	...	Complications endocrâniennes. Empyème des deux sinus frontaux et de l'ethmoïde à droite.	Section palpébrale au bord supérieur de l'orbite, plus incision de la paupière inférieure. Irrigation de la cavité orbitaire.	Mort après trois semaines.
17	Zinn.	1887	65	H.	G.	Erysipèle.	Gonflement du cornet inférieur. Pus par lavage du nez. L'ouverture de l'antre par l'alvéole donne un liquide fétide.	Tuméfaction de l'angle interne de l'œil gauche. Une sonde introduite par la fistule lacrymale pénètre de deux centimètres sagittalement dans le tissu cellulaire de l'orbite. Pas par cette ouverture. Pas d'exophtalmie nette, ni de limitation des mouvements.	...	Fistule lacrymale.	Ouverture de l'abcès, curetage, drainage, irrigation. Lavage du canal lacrymal avec acide phénique et borax. Sondage du tissu cellulaire de l'orbite et irrigation.	Guérison avec acuité visuelle diminuée. Commencement de cataracte de chaque côté.
18	Rollet.	1895	28	F.	Dr.	Erysipèle de la moitié gauche de la face. Maux de dents.	Sensibilité à la pression du maxillaire droit. Ouverture du diamètre de 1 franc, du plancher de l'orbite vers le sinus.	Déviation en dehors du globe. La sonde pénètre de 5 centim. par la fistule palpébrale.	Diminuée.	—	Elargissement de la fistule. Trépanation du sinus frontal. Extraction de la 2e molaire. Irrigation de sublimé 1:5000. Drainage de l'antre.	Guérison.

	AUTEURS	DATE	AGE	SEXE	COTÉ	ÉTIOLOGIE	DIAGNOSTIC	GLOBE, ORBITE PAUPIÈRES	ACUITÉ visuelle	COMPLICATIONS	TRAITEMENT	TERMINAISON
19	Mendel.	1895	60	H.	Dr.	—	Polypes. L'éclairage donne un résultat positif. Douleur et tuméfaction de la joue droite. Polypes muqueux dans le nez. Masse caséeuse entre les polypes.	Exophtalmie.	—	Complication endocrânienne.	Perforation de l'antre à la place de la première prémolaire, Irrigation.	Mort.
20	Kuhnt.	1895	25	H.	Dr.	Coryza aigu.	Écoulement de pus par sa narine droite. Douleur, puis tuméfaction de la moitié droite de la face. Muqueuse du nez gonflée à droite. Sensibilité à la pression du maxillaire supérieur.	La sonde pénètre par la fistule de l'angle interne de 4 centim. Exophtalmie prononcée (9-10mm), Globe immobile. Milieux transparents. Nevro-rétinite.	À droite 3/15e. À gauche 2/3.	—	Évacuation de l'antre par la méthode de Mikulicz. Irrigation avec acide borique 2/100 et sublimé 1/10 p. mille.	Guérison.
							Cas d'origine incertaine.					
22	Welge.	1785	27	H.	G.	—	Douleur dans le processus alvéolaire g. Pus par la narine gauche.	Forte exophtalmie. Globe intact. Formation des séquestres dans la partie orbitaire du frontal.	Amaurose à dr., puis à gauche.	Complications du côté du sinus frontal et du labyrinthe ethmoïdal.	Veine sectie et compresses émollientes.	Amélioration.
23	Merz.	1895	26	H.	Dr.	—	Pus par l'antre. Par une fistule lacrymale la sonde pénètre de 5 centim. en haut vers la paroi osseuse dénudée.	Exophtalmie. Mouvements limités. Milieux clairs. Papillite.	—	—	Agrandissement de la fistule palpébrale. Évacuation du pus de l'antre. Lavage.	Guérison.
24	Dmochowsky.	1895	51	H.	Dr.	—	Par l'autopsie.	Pus derrière le globe.	—	Empyème du sinus sphénoïdal droit. Leptoméningite purulente. Abcès intradural. Abcès du lobe frontal droit. Pneumonie de cachectisation.	—	Mort.

tous les auteurs insistent sur les nombreuses anastomoses, qui relient les circulations orbitaire et sinusale, en avant, par les veines faciales; en arrière, par les veines des plexus ptérygoïdes et l'ophtalmo-faciale.

Pagenstecher a soutenu l'infection par la voie lymphatique.

Mais tout cela n'est que supposition !

Au point de vue *clinique*, l'on observe les mêmes symptômes que dans les ostéopériostites profondes du plancher orbitaire, avec des phénomènes généraux et locaux plus graves. Le diagnostic entre ces deux complications de la sinusite maxillaire est très difficile. Chauvel dit que dans le phlegmon orbitaire, l'exophtalmie est plus directe, la perte de mobilité plus générale et plus complète, la tuméfaction des paupières plus prononcée.

Dans tous les cas, le *pronostic est sombre*. Si l'on intervient de très bonne heure, l'on peut avoir quelque chance de conjurer un pronostic funeste, sinon la perte de la vision, soit par névrite de stase, soit par névrite rétro-bulbaire, due à la compression du nerf optique ; la fonte de l'œil, comme dans l'observation inédite que nous relatons plus bas, et enfin l'extension de l'inflammation aux méninges et au cerveau, comme dans les cas de Fischer, Foucher, etc. Voilà les aboutissants ordinaires du phlegmon orbitaire d'origine sinusienne.

Nous avons traduit l'ingénieux tableau, dans lequel Weltert (1) a réuni, en résumé, l'histoire clinique de tous les phlegmons orbitaires produits par la sinusite maxillaire jusqu'en 1900.

A ces cas nous pouvons ajouter une observation inédite que nous ont communiquée nos collègues Lequeux et Lombard.

Victor J..., âgé de 55 ans, journalier, se présente à l'hôpital Lariboisière le mardi 23 avril 1901 à la consultation d'ophtalmologie. Il y a environ trois mois, il s'est réveillé le matin avec la joue enflée; depuis longtemps le malade avait des maux de dents, provenant de la carie des deux premières molaires.

Le gonflement n'intéressait au début que la partie inférieure de la joue droite et de la mâchoire supérieure. Petit à petit, l'inflammation

---

(1) J. WELTERT, 23 *Fälle von Antruempyem mit consecutiver Orbitalphlegmone.* Thèse de Bâle, 1900.

a gagné tout le côté droit de la joue, et, en même temps, est survenue de l'exophtalmie trois semaines après le début de la fluxion.

A son entrée salle Daviel, tout le côté droit du visage est enflé, le malade souffre de tout ce côté de la tête d'une douleur très vive avec élancements ; cette douleur est exagérée par la palpation, surtout au-dessous de l'orbite et plus encore dans la région malaire et temporale.

Gonflement considérable des deux paupières, qui sont en même temps rouges. Les deux paupières fermées souvent difficilement ; on voit alors que le globe oculaire est en exophtalmie, les mouvements oculaires sont libres, pas douloureux, il y a du chémosis très marqué à la partie inférieure et externe du globe. Pas de lésion cornéenne. Pourtant le malade voit devant lui comme un brouillard ; le fond de l'œil est normal.

Examen de la bouche. — La dentition du malade est très mauvaise : à droite en haut sur les trois molaires, il ne lui reste plus que la troisième grosse molaire, la prémolaire lui a été enlevée en 1869, la deuxième il y a environ quinze jours. La paroi du maxillaire correspondant à ces deux dents, la paroi adjacente de la voûte palatine, présente l'aspect d'une plaie circulaire d'environ 2 centimètres de long sur 5 centimètres de large, cette plaie est rouge vif, parsemée de plaques blanchâtres.

On envoie le malade *dans le service de Rhinologie* où le Dr Lombard l'examine et trouve :

Pus dans le méat moyen droit. Par l'éclairage : obscurité du sinus maxillaire du côté droit.

Il fit une ponction du sinus : odeur infecte, il sort un peu de liquide louche.

OPÉRATION. — Par la méthode de Desault, ouverture du sinus par la fosse canine avec résection de la paroi antérieure : mèche iodoformée dans le sinus.

Au moment de l'opération on constate une perforation siégeant dans la moitié postérieure de la paroi supérieure du sinus maxillaire.

Mais pendant ce temps l'état de l'œil a empiré, gonflement du globe oculaire, chémosis. On fait une incision dans les culs-de-sac supérieur et inférieur, mais qui donne issue à peu de liquide.

La cornée est infiltrée, et très vite se constitue la panophtalmie. Alors ouverture large de la cornée et évacuation de l'œil sous le chloroforme. Drainage.

Amélioration lente. On enlève la mèche iodoformée, et plus tard amélioration aussi du côté du moignon oculaire.

C) *Autres complications inflammatoires de l'orbite.*

On ne possède pas d'observation indiscutable de *thrombo-phlébite orbitaire* causée par la sinusite maxillaire.

Galezowski a décrit à la Société d'ophtalmologie de Paris, dans la séance du 10 octobre 1893, *un cas de dacryo-adénite*.

Mlle B..., âgée de 18 ans, vint me consulter le 5 septembre 1892 pour une inflammation intense de l'œil droit. Le globe lui-même était saillant, douloureux au toucher et larmoyant constamment depuis janvier 1892. Tantôt la joue entière était enflée, tantôt l'œil était tellement enflammé et les paupières tellement engorgées qu'elle avait de la peine à l'ouvrir. Le globe était, au moment de mon examen, très injecté ; on apercevait seulement une inflammation plus prononcée du côté de l'angle externe ; de plus, l'œil était à moitié fermé et légèrement projeté en avant.

Une légère fluctuation apparaissait au-dessous du rebord orbitaire supérieur, et de plus la région lacrymale était saillante et gonflée, car il s'agissait d'une vraie dacryo-adénite. Pour combattre ces accidents, nous avons jugé nécessaire d'ouvrir l'abcès de la paupière supérieure. Néanmoins, le gonflement de l'orbite ne diminuait pas. C'est alors que j'ai fait des recherches du côté de la mâchoire supérieure et que j'ai constaté que quatre dents molaires étaient complètement cariées et sensibles au toucher ; je les ai extraites séance tenante ; il s'en est écoulé une grande quantité de pus et, à partir de ce moment, l'affection oculaire a pris une nouvelle tournure : le gonflement a diminué sensiblement, et la glande lacrymale s'est dégonflée peu à peu jusqu'à complète guérison.

II. — Complications oculaires.

Les complications oculaires dans le décours d'une sinusite sont presque toujours la conséquence d'une lésion orbitaire qui produit l'affection oculaire, soit par compression sur le globe oculaire ou sur les organes qui s'y rendent, soit par la propagation de l'inflammation. Pourtant, on a signalé, surtout dans la sinusite maxillaire, des phénomènes oculaires sans aucune complication orbitaire. Pour notre part il y a longtemps que nous recherchons ces cas dans les nombreux services de Rhinologie et Ophtalmologie que nous avons eu le bonheur de fréquenter à Paris. Nous avons examiné un très grand nombre de sinusites chroniques au point de vue oculaire, et jamais nous n'avons trouvé de ces *troubles oculaires réflexes*, dont l'on parlait tant il y a quelques années. Mais, puisqu'ils ont été signalés, il faut bien les noter ici ; seulement, comme nous n'avons la moindre notion tant soit peu personnelle, nous les passerons très vite en revue. On a signalé dans cette classe le *rétrécisse-ment du champ visuel*, l'amblyopie, la *dilatation pupillaire*, le myosis, *l'asthénopie, accommodative*, le *ptosis*, le *larmoiement*, la *blépharospasme*.

Pour Berger il s'agirait d'une *irritation* des filets terminaux du trijumeau, ce qui explique la plupart des symptômes signalés plus haut. Au contraire, Ziem considère les troubles réflexes comme des troubles *congestifs* dus à l'épaississement de la muqueuse sinusale, qui entrave la circulation veineuse en retour.

On a publié deux cas d'iritis dans la sinusite maxillaire, l'un dû à Ziem (*Annales des maladies de l'oreille*, 1893), l'autre de Fromagel (*Revue de Rhin.*, 1893).

Observation I (Ziem). — *Sinusite maxillaire et iritis.*

En novembre 1889, je fus consulté par une dame qui était soignée depuis cinq mois par plusieurs confrères non oculistes. Cette malade était atteinte d'une iritis récidivante de l'œil droit ayant amené l'occlusion complète de la pupille, le refoulement de l'iris en avant, l'hypertension et l'amaurose de l'œil, sans que le processus morbide pût être enrayé, car la douleur persistait de même que l'injection ciliaire, la nécessité de bander l'œil, ainsi que l'endolorissement de l'œil gauche lors du travail oculaire. L'acuité visuelle n'atteignait pas tout à fait 1/5, le champ visuel était rétréci. La rhinoscopie antérieure n'ayant pas fait connaître de gonflement rétrécissant le calibre de la cavité nasale, le lavage à la pompe foulante donna issue à une certaine quantité de muco-pus. Déjà avant le début de l'iritis, la malade souffrait depuis des années de maux de tête très violents. Je lui proposai la ponction exploratrice du sinus maxillaire droit qui me paraissait affecté en raison des douleurs ressenties aux molaires supérieures pendant les années précédentes et d'un épaississement considérable de l'os à la place des alvéoles des dents extraites depuis longtemps. A la suite de ma proposition la malade ne revint plus, mais continua les irrigations, qui avaient amené un soulagement à ses maux de tête. Le 3 février 1890 elle revint décidée à se soumettre à l'opération.

L'état de l'œil ne s'était pas amélioré et nécessitait toujours un pansement. La perforation du procès alvéolaire fut pratiquée immédiatement au moyen du tour des dentistes avec une perte de deux à trois gouttes de sang, et l'introduction de la canule amena l'issue d'une petite quantité de pus de couleur jaune pâle qui fut expulsé par un lavage à la pompe foulante. Dès le lendemain l'œil était moins injecté, et quinze jours après, le lavage du sinus avec de l'eau salée ayant été effectué tous les jours, l'amélioration fut si marquée que le bandeau porté pendant huit mois put être supprimé. Le 8 mars, le champ visuel avait regagné presque toute l'étendue normale, et les yeux n'éprouvaient plus aucune fatigue.

Depuis vingt-neuf mois, il ne s'est pas produit de rechute de l'iritis.

OBSERVATION II (FROMAGET). — *Empyème du sinus maxillaire et iritis (Revue de Rhinologie, 1893).*

Mme P..., âgée de 21 ans, de Cognac, se présente le 23 juillet à la consultation gratuite de M. le professeur Badal de l'hôpital Saint-André, de Bordeaux.

Elle raconte que, depuis deux mois environ, elle souffre de violentes douleurs de la face à gauche et de l'œil de même côté.

On constate, en effet, une tuméfaction notable de la partie gauche de la figure. Il y a un peu de blépharospasme, de la photophobie, un cercle périkératique très net; la pupille est irrégulière, car elle a été dilatée par l'atropine dont la malade faisait usage, et on peut aisément constater l'existence de quelques synéchies postérieures.

Toutes les autres parties de l'œil sont saines, l'œil droit est intact.

Il s'agissait là évidemment d'une iritis ; quelle en était la cause.

Interrogée soigneusement au point de vue d'une syphilis probable, les recherches à ce sujet ont toutes abouti à un résultat négatif. Elle n'avait non plus eu de rhumatisme, pas d'infection blennorrhagique, enfin il n'y avait aucun traumatisme.

Depuis un mois elle suivait un traitement institué par un oculiste, et qui consistait en collyres à l'atropine ; ce médecin avait également ordonné le sirop de Gibert, que la malade n'avait pas encore employé. En l'interrogeant plus soigneusement elle dit qu'avant de souffrir de l'œil, elle avait eu un violent coryza, et que depuis ce temps-là elle crachait du pus et en mouchait souvent par la narine du côté malade. Elle avait fait le même aveu au premier spécialiste consulté qui lui avait proposé une intervention. Effrayée, elle était alors venue à Bordeaux.

Depuis le début, elle souffre de violentes céphalées dans la région frontale et maxillaire gauche, la dentition est très mauvaise : presque toutes les molaires sont cariées ; on pensa tout de suite à une affection du sinus maxillaire, et la malade fut envoyée à M. le Dr Moure, qui pratiqua l'éclairage de la face et trouva de la matité à gauche. Une ponction exploratrice au galvano-cautère permet de retirer du pus. Il n'y avait donc pas de doute, on était en présence d'un empyème de l'antre d'Highmore.

On fit enlever de vieilles racines, on perfora l'alvéole, un lavage fut pratiqué qui ramena beaucoup de pus. Deux jours après, tous les symptômes de l'iritis avaient disparu. Il ne restait plus que trois synéchies. Plus de larmoiement, plus de blépharospasme, plus d'injection périkératique.

Pendant les huit jours de séjour dans le service du professeur Badal, la malade n'avait subi aucun traitement. Elle est partie huit jours plus tard sans qu'aucun nouveau symptôme oculaire se soit montré.

Fromaget et Badal considèrent leur cas et celui de Ziem comme des *troubles congestifs réflexes*, étant donnée la bénignité remarquable de ces deux cas d'iritis.

Au contraire pour Ziem ce sont des complications inflammatoires : *métastases microbiennes* venues par les vaisseaux veineux ou lymphatiques.

III. — Marche et Pronostic.

Nous envisageons ici seulement les complications orbitaires; la marche et le pronostic sont essentiellement différents suivant que l'on a affaire à un *empyème chronique*, produisant généralement une fistule à évolution torpide, ou à une *sinusite aiguë* qui, souvent, donne naissance à un phlegmon orbitaire, se déroulant avec une grande rapidité, détruisant le globe oculaire et pouvant même atteindre les méninges ou le cerveau.

IV. — Diagnostic.

En présence d'un phlegmon ou d'une ostéo-périostite orbitaire, d'une fistule de la face antérieure de la joue ou des troubles oculaires que nous avons cités plus haut il faut explorer le sinus maxillaire. Or, pour le sinus maxillaire, on peut laisser de côté les *signes de probabilité*, dont l'on est forcé de se servir pour les autres cavités pneumatiques de la face. La *ponction du sinus maxillaire* par le méat inférieur est certainement une méthode idéale de diagnostic. Après nettoyage du nez et cocaïnisation du méat inférieur, on pratique cette ponction avec une aiguille creuse munie d'un trocart droit, ayant la pointe dirigée de bas en haut, et de dedans en dehors, en attaquant le sinus le plus loin possible de l'entrée des narines (Lermoyez).

Si du pus ne s'écoule pas, il faut faire le lavage explorateur.

V. — Traitement.

La ponction du sinus maxillaire par le méat inférieur est en même temps une excellente méthode curative (Krause). Un autre procédé de traitement, le plus employé, c'est l'ouverture du sinus par le *rebord alvéolaire*. Mais en face d'une complication orbitaire, qui a une marche tellement rapide, comme le phlegmon orbitaire, il faut employer un *procédé plus chirurgical*. Bien entendu on s'occupe de la *complication orbitaire*, et, en même temps, le plus rapidement possible, on ouvre le sinus maxillaire par la fosse canine. Après nettoyage de la cavité sinusale, l'on inspecte attentivement la paroi supérieure, et, alors, après avoir établi une large communication avec les fosses nasales, il sera sage de ne pas fermer immédiatement la plaie buccale. Somme toute, c'est l'ancien procédé de Desault. C'est ce que fit notre ami Lombard, dans l'observation inédite que nous avons rapportée plus haut.

TABLE DES MATIÈRES

CHAPITRE PREMIER

PREMIÈRE PARTIE. — ANATOMIE DES CELLULES ETHMOÏDALES

CHAPITRE II

PREMIÈRE PARTIE. — ANATOMIE DU SINUS SPHÉNOÏDAL

CHAPITRE III

PREMIÈRE PARTIE. — ANATOMIE DES SINUS FRONTAUX

CHAPITRE IV

PREMIÈRE PARTIE. — ANATOMIE DU SINUS MAXILLAIRE

DEUXIÈME PARTIE. — LES COMPLICATIONS ORBITO-OCULAIRES DE LA SINUSITE MAXILLAIRE

6319. — Tours, imp. E. Arrault et Cie.

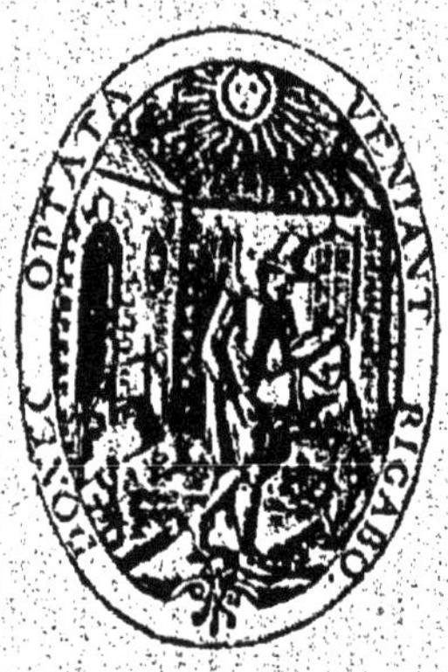

Tours, imp. E. Arrault et C.ⁱᵉ

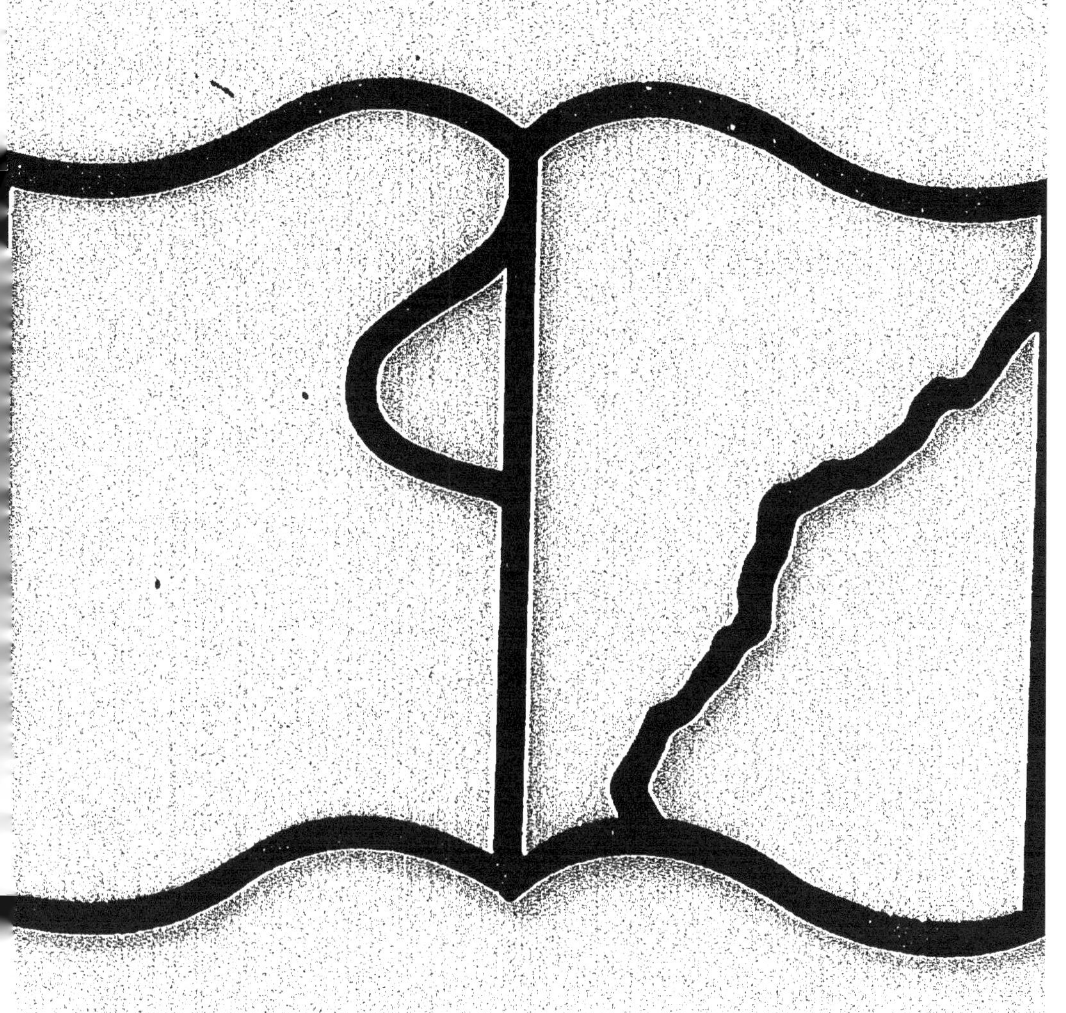

Texte détérioré — reliure défectueuse

NF Z 43-120-11

www.ingramcontent.com/pod-product-compliance
Ingram Content Group UK Ltd
Pitfield, Milton Keynes, MK11 3LW, UK
UKHW020211130726
13696UKWH00002B/846